Alfonso Ramón Hamburger Fernández

Ensayo Sobre la Diabetes

Alfonso Ramón Hamburger Fernández

Ensayo Sobre la Diabetes

Tras los rastros de mi sangre dulce

JustFiction Edition

Imprint
Any brand names and product names mentioned in this book are subject to trademark, brand or patent protection and are trademarks or registered trademarks of their respective holders. The use of brand names, product names, common names, trade names, product descriptions etc. even without a particular marking in this work is in no way to be construed to mean that such names may be regarded as unrestricted in respect of trademark and brand protection legislation and could thus be used by anyone.

Cover image: www.ingimage.com

Publisher:
JustFiction! Edition
is a trademark of
International Book Market Service Ltd., member of OmniScriptum Publishing Group
17 Meldrum Street, Beau Bassin 71504, Mauritius

Printed at: see last page
ISBN: 978-613-9-42743-7

"PREMIO NACIONAL DE CRITICA Y ENSAYO: ARTE EN COLOMBIA, MANUEL ZAPATA OLIVELLA, 2015"

Título: ENSAYO A LA DIABETES
Subtítulo: (Tras los rastros de mi sangre dulce)

Categoría I (texto largo)
Seudónimo: **El Mochuelo pico de maíz.**

Resumen: *El siguiente es un ensayo literario basado en el análisis y vivencias del autor sobre la diabetes, enfermedad silenciosa del siglo, a la que el compositor Adolfo Rafael Pacheco Anillo- considerado por Daniel Samper Pizano como el mejor compositor vivo de la época- le hizo el merengue sabanero "La Diabetes de Carmelo". El autor, tras recibir el dictamen de la enfermedad, se remonta a la historia de su familia, construyendo un diario de seis meses, apoyándose en la experiencia del compositor y en las recomendaciones del tema.*

Palabras claves: Diabetes, azúcar, música, calidad de vida.

LA DIABETES DE CARMELO
Autor: Adolfo Rafael Pacheco Anillo.
Ritmo: Merengue sabanero.

I

Si vas de pronto a la tierra mía
Dile a Carmelo que yo en Curramba
Me acuerdo siempre de las parrandas
Que con Ramón y Landero hacía
Pero se fueron como los días
Igual que Toño en otra ocasión

Ya no se escucha con emoción
Porros, merengues y sones bonitos
Solo le quedan a San Jacinto
Las notas tristes de tu acordeón

II

Se quedó Praxisteles Agamenón
Ese distinguido compositor
Se fue Ramoncito, Rodrigo y Napo
José, Eduardo Lora, Juanpa y Eduardo
Aquí me encontré a Anaxímenes Mario
Con el yo grabé en el sesenta y cuatro
Se quedó Manrique, esa gran promesa
Se fue Néstor, Cristo y Poncho Muletas
Ayer el bus de Pablo trajo un recado
Que sufren lo que yo y tanta gente
Que la insulina no es suficiente
Pero no importa vivos estamos
Con las harinas mucho cuidado
Camina mucho no tomes ron
Que no se te suba la presión
Baja la grasa y deja la cosa
Porque es la enfermedad más sabrosa
Pero te rompe tu corazón.

III

Ay no pica, no rasca, no da dolor
Provocan los dulces de buen sabor
Ay te quita las ganas de trabajar

3

Mira que ricura de enfermedad.
Ay esta lección debes aprender
Ay yo sé que me darás la razón
Deja la angustia y preocupación
Eso que ahora le llaman estrés
Antes ambicionaba tener
Dineros y joyas igual que tú
Ahora ya me cambié de actitud

IV

Convivo con la naturaleza
Nada de vicios ni de riquezas
Primeramente está mi salud
Alberto Carmona me recetó
Y solo tres Whiskies me tomo yo
Dejé las picadas de chicharrón
Y claro bajé de colesterol
Hoy vivo tranquilo y con mucho amor
Y dándole muchas gracias a Dios.

A manera de introducción no pedida:

Mi canto a la tristeza.

Como cualquier juglar sabanero he decidido cantarle a mi tristeza y a mi diabetes. Inicialmente creía ser un hombre alegre. Y como a Leandro Díaz, me sorprendió la tristeza cuando alguien trató de ofenderme señalándome como el hombre más triste de la sabana entera. Leandro advirtió que en más de una ocasión los periodistas que lo entrevistaban siempre insistían en que su tristeza era muy evidente. Tan incómoda como su ceguera, respondería el poeta, cuya invidencia no le impidió ver más allá de sus limitaciones físicas y de la tristeza aparente. En el fondo era un hombre alegre, pero su cara no le ayudaba; más bien el niño había nacido con una pena. El juglar explicó al periodista Alberto Salcedo Ramos, en su libro Diez Juglares en su Patio, que de pronto fue su aspecto de ciego de nacimiento lo que lo hizo parecer triste aunque no lo estuviese. Más bien, su estado de ceguera, hacía que se confundiera el dejo de su mirada interna y profunda con la tristeza aparente. Por ello decidió hacerle un canto a tan especial condición, mientras percibía el cambio de las estaciones, las luces y las sombras del verano con el solo escuchar el ruido de las hojas al caer y la percepción de los rayos del sol sobre sus ojillos empuñados. Y cuando quería fallar, sentía que Dios no lo dejaba, como espero que haga conmigo en estos tiempos de globalización, recalentamiento global y el canto de la salamanqueja, en que mi cuerpo siente que algo se está descomponiendo por dentro. Es como si los átomos de mis vísceras se estuvieran revolviendo o reacomodando una vez desayuno, ahora previendo las recomendaciones del médico y en momentos en que pocas cosas adecuadas parezco encontrar en el mercado para cumplir con las nuevas recetas, muchas de las cuales me parecen caprichosas. La comida así, como la misma vida, es desabrida.

En mi caso fue un psicólogo casual, en una parranda, quien desnudó mi tristeza. Fue el treinta y uno de diciembre pasado. Había conmigo unas veinte personas en la terraza de Alicia la Campesina, esperando que se acabara un año malo. Estaba preparado para matarlo con un chorro de balín de cazar tigres. No podía fallar. Era una gran oportunidad de probar mi buena puntería, con alevosía y premeditación. Al tiempo malo había que mandarlo al carajo; al infierno, con todos sus bichos de la envidia, el desempleo y la mediocridad de hombrecillos cómodamente instalados en la realidad, que pagan impuestos, van a misa y saben exactamente en qué posición quedó el Júnior de Barranquilla la última vez que lo dirigió Miguel "El zurdo" López. El tipo, flacuchento y bigotudo, como si fuera uno de los hijos aparecidos de Vitaliano (el marido de Alicia la Campesina) en busca de herencia, me la veló a mi solito. Se quedó mirándome, a modo de ternero huérfano y me la soltó de una. "¿Tú por qué eres tan triste?" No me dijo nada más. El resto de las preguntas me las hice yo. ¿No oyes la música? ¿No ves la gente alegre como se empina la botella? ¿No ves como baila la vecina de al lado? Y allí mismo se me fueron soltando las lágrimas. Y después me agarré a llorar a moco tendido. Me acordé, en la reflexiones repentinas, abriendo un paréntesis en el llanto, que hay gente que demuestra su alegría llorando. Festejan los triunfos y los momentos de felicidad llorando. Pero yo no estaba alegre, en realidad estaba triste, como había dicho el flaco de bigotes repelentes. Si la alegría la vendieran en las tiendas, los tenderos no dieran abasto. Yo sería un buen cliente. Ahora mismo iría a una de ellas a comprar varios kilos, litros o metros. No sé la medida con que miden la felicidad, si es verdad que existe.

Lo peor de todo era que el hombre había dado en el clavo y no pude evadir la realidad. Y todos se condolieron de mi llanto. Yo, que siempre le había huido a la tristeza, ahora la tenía allí, pegada en el alma como una costra de verano. Tantas parrandas juntas no habían disimulado mi gran tristeza. ¿De dónde y desde cuándo provenía esa costra? Eché reversa en el tiempo. Me hice el test de Simmons Freud y me vi cabalgando en el mulito viejo (Albertico, le decíamos al zote) entre Bajo Grande y Las Palmas. El difunto Blacho Sandreski, Blas José era su nombre, se dirigía en bolas de fuego a Barranquilla después de escuchar la noticia por Radio Libertad de que su hijo Armandito estaba grave en un hospital de caridad. Yo iba en el anca del zote para devolverlo una vez él tomara el jeep Willis en Las Palmas. Iba tan desesperado arreando el mulo que cada lapo me lo daba a mí. Y me preguntaba: "¿Primo, te voy pegando?" Y yo respondía: "No señor". En ese momento compartía su dolor y no sentía los cantazos de la cabuya sobre mis piernas delgadas. Confesarle mi dolor era aumentar el de él, pensaba. Entonces sentía y callaba. Y así fuimos andando por esos andurriales hasta llegar al nuestro destino.

Buscando ese motivo para mi tristeza vuelvo a recordar y me veo frente a mi madre. Más bien nos enseñaron a tener capacidad de aguante. A ser respetuosos con el dolor ajeno. A vivir con lo justo. A no reclamar por nada. El motivo de mi tristeza puede ser que aquel camino culebrero y feliz, atravesado caprichosamente treinta y seis veces por el mismo arroyo sucio y serpenteante y por donde transitamos mil veces, ya no existe en la realidad. El monte forró todo como el olvido mismo. Aunque lo tengo fresco en el recuerdo y puedo dibujarlo perfectamente como era, la fuerza brutal de la violencia que se instaló en la región apenas nosotros acabábamos de salir de Bajo Grande, se encargó de la devastación más brutal de los pueblos y de sus paisajes. Arrasó su gente. Bajo Grande y Las Palmas, como el resto de los corregimientos de San Jacinto, fueron desterrados. Hoy, donde estaba el cementerio se levanta una selva impenetrable. En el patio donde ordeñábamos las vacas, los árboles de trupillo están de hacha y las culebras juguetean en los dormitorios de nuestra casa, atacadas de amor, envueltas en un círculo ruidoso, en un amasijo de ardor que estremece los cimientos de la estirpe familiar y hace temblar de miedo hasta al más valiente cazador. Los venados, armadillos, conejos y guartinajas, campean en los peladeros de Arroz con Gallo como si fueran hormigas. Eso ha sido lo único bueno del desplazamiento. La fauna se ha repoblado. Ahora llueve casi todos los días y el clima es más benigno para la cosecha, pero sin cosecheros. Eso me da una profunda tristeza. Es la misma tristeza de Julio Fontalvo, el de Río Crecido, mi paisano del alma, quien murió añorando volver a Las Palmas, donde una semana no le alcanzaba para la parranda.

Sí, claro, ese desplazamiento atroz de mi pequeño pueblo es uno de mis motivos para la tristeza. Pero descubro muchos más. De pronto puede ser la maldad de este mundo tan imperfecto. Me gastaría miles de cuartillas para describir esta parte de mi tristeza, pero más bien me acuerdo de la Seño Narcisa, mi madre. Su partida tan temprana y tan repentina nos de una profunda tristeza, pero a la vez también un descanso. Los designios de Dios son hechos en sabiduría. Ella, que era tan sensible a la vida y a lo que le ocurriera al pueblo, murió justamente pocos años antes de que todo empezara a descomponerse. La muerte del Inspector de Policía, Ramón Ortega Arroyo, a manos de la guerrilla, ante la mirada atónita de todo el pueblo, fue el inicio de una serie de hechos sangrientos que fueron envolviendo a toda la sociedad. La violencia fue como un espiral que tocaba hoy a unos y mañana a otros. Era un hecho que su corazón amoroso y rebosante de ternura no iba a resistir esa hecatombe. No sería capaz de soportar la muerte de una sola de sus ciento cuarenta y siete comadres. En absoluto. Por ello quizá, Dios, decidió que lo acompañara en su misión celestial a sus cincuenta y ocho años.

Bueno, eso es parte de mi tristeza, pero hay muchos más motivos para esta vaina que me pesa, que me aprieta y que me sacude, que me estremece por dentro y que se refleja en mis pequeños ojos zarcos. Trato de reír, pero por dentro lloro. Mi cuerpo tiembla cada vez que se desordenan biológicamente las moléculas azucaradas.

Vuelvo a la parranda: este flaco de mierda, en el grupo tan nutrido de caras y rostros del fin de año me la ha velado a mi solito y ahora lloro a moco tendido, porque a veces es bueno decir las cosas que duelen, para sentir alivio. El llanto es descanso. Es como sacar las palabras que duelen adentro. Que han estado allí desde siempre, acumuladas con los años viejos. Es como extraer los golpes que van entrando en el tinglado de la vida, que se saben cuándo entran, pero nunca cuando salen. Entonces, un llanto así como el mío esta noche no es de cobardía; es de alivio supremo, porque en cada lágrima se van exprimiendo los sinsabores de muchos años bisiestos. Y los años bisiestos tienen fama de malos.

Lo cierto es que este hombre demacrado y de bigote repelente me descubrió la tristeza, esa misma que llevo por dentro, esa que se me despierta cada vez que pienso en una mujer. Ando, como Adolfo Pacheco, en una búsqueda permanente de mí mismo. Cierro los ojos, y cuando los abro, siempre está ella. Y ella es una mujer que solo figura en mi pensamiento, porque cuando la encuentro en la vida real es todo lo contrario; entonces la tristeza se me enreda con el miedo. A esa compañera pareja y casi eterna que me cubre como una costra de verano, se suma ahora la diabetes, esa que me obliga a escribir esta crónica en primera persona, como si fuera un personaje, pero no encuentro las maneras de hacerlo de otro modo.

Tuve que recurrir a Carmelo Torres, el ultimo Juglar de San Jacinto, quien aprendió a interpretar las cumbias de Andrés Landero, mientras se iba consumiendo por la misma enfermedad que ataca a Adolfo Pacheco, por lo que les he propuesto ensayar en un conjunto que se llamaría "Grupo Azúcar". El manager sería el hipertenso de Hernán Villa, quien recomendó regar las pastillas en toda la casa, en los lugares que más frecuentamos, mientras Adolfo, en su tema picaresco, suavizaba mi tristeza con el verso que reza: "Ni pica ni mortifica".

Viaje a las tierras del sur:
Cuando las hormigas percibieron el azúcar.

No sé por qué tuvo que enamorarse de mí. Siempre fui un hombre sano. En la vida he caminado más que un loco y eso me ayuda a mantenerme en buen estado. Y caminé más desde que a la edad de mis quince años cayó en mis manos un libro titulado “Correr más para vivir mejor”, que había comprado Wilson, mi hermano mayor, cuando era el mejor atleta de los Montes de María la alta. Cuando fui el corresponsal orgulloso del diario EL Heraldo, caminaba, después del desayuno, por lo menos treinta cuadras desde mi residencia hasta las oficinas del periódico, en la Avenida Veinticinco. Y el gobernador, el alcalde o el diputado –la mayoría políticos corruptos– que viajaban en sus carros refrigerados me paraban para darme un chance o seguían de largo para echarme polvo. No hay cosa más insípida que un saludo desde un vehículo con vidrios polarizados. No les prestaba atención, puesto que no tenía nada que hablar con el alcalde, ni con el gobernador, ni con el diputado. El caminar me mantenía en la línea y me ahorraba el valor del pasaje de la buseta. Al mediodía, si el sol no derretía las piedras y el clima era tolerable, regresaba a casa caminando, desandando el camino andado, jugueteando con la brisa y echándoles piropos a las muchachas. Los sábados me tiraba mis partiditos de fútbol en El Maracaná, una cancha de microfútbol ubicada en el barrio El Bosque en Sincelejo. Jugué fútbol a tutiplén. No era el mejor ni el más técnico, pero dejaba el alma en cada partido. Tenía, como diría un comentarista argentino, “cierto predicamento en el campo de juego”. Era una lucha ser titular de mi propio equipo y jugar la pelota, pero jugaba. En la adolescencia tenía comportamientos de viejo veterano. Organizaba las vespertinas en el teatro Santa Isabel de San Jacinto. Vendíamos las entradas en los colegios y partíamos las ganancias con los empresarios del cine. Con la plata comprábamos balones y camisetas. Para adquirir guayos no alcanzaba. Solo por eso me metían. Era el organizador del equipo, pero por fuera de la cancha. Y cuando me metían, corría y corría como un loquito. Había mucha gente con condiciones excelsas para jugar en el profesionalismo, pero eran indisciplinados. Ya para esa época al pueblo estaba penetrando el bicho del comunismo. Lo que no se podían comer lo dañaban, como el ratón bodeguero. Decían que el fútbol era un embeleco para distraer a la gente de las verdaderas necesidades y que la religión era el opio del pueblo. La tierra era para quien la trabajara.

Odiaban a los riquitos de la plaza, empobrecidos por punta y punta, que no ordeñaban las vacas que nosotros ordeñábamos después que nos desplazamos de Bajo Grande –a los quince años– y nos pusieron en el colegio de Las Monjas, pero como participaban en las cabalgatas con caballos prestados y se vacilaban todos los bailes, invitados o no, metían mono. Monocuco, dicen en Barranquilla. Yo era el primero en llegar al campo de fútbol, ayudaba a pintar las líneas de cal y calentaba con los niños de la barriada que disputaban balones hechos por ellos mismos. Entonces me dedicaba a esperar al resto de muchachos, a los chachos de la película. Empezaban a aparecer de uno en uno, allá en la esquina de "Nando" Álvarez. "Allá viene el Ortiz, van seis". Al cabo rato: "Allá aparece La Conavi, pero no trae zapatos". Y los íbamos contando de uno en uno, de en dos, de a tres, hasta que ya no perderíamos por W. Mis sentimientos eran ambiguos. Si estábamos incompletos jugaba de titular, pero dábamos ventaja al adversario. Si llegaban más de once quedaba en la banca y sin zapatos porque se los prestaba a La Conavi. Nuestros jugadores eran de La Bajera, uno de los barrios más pobres y tradicionales del pueblo y donde el comunismo se regaba como verdolaga en playa, de allí que la rebeldía era mayor. Fuimos creciendo en medio de la ignorancia e irracionalidad de la guerra que se iba filtrando por debajo de los puentes como el agua del Cañito, fermentada y hedionda a basuras ideológicas añejas. "Que viva el EPL, es el brazo armado del PCCML". La frase, que en las manifestaciones populares sonaba como un himno colegial aprendido en los montes, la vine a entender solo cuando ya el pueblo se nos había salido de las manos y nuestros corregimientos se desarraigaron y sus hijos inocentes y buenos fueron llenando los espacios vacíos que iban dejando "los riquitos de la plaza", hasta que un día no hubo más que pobreza absoluta y abandono. Todos perdimos algo en la guerra. Todos nos empobrecimos. Todos nos desplazamos. No quedamos ni riquitos de la plaza ni pobrecitos de las orillas. En la ciudad todos fuimos uno solo y en las parrandas se borraron los linderos del pueblo.

Ahora no sé por qué ella se enamoró de mí si también fui un atleta consagrado en la región. Era una condición natural que tenía para eso. No practicaba nada más que de mañana y tarde. Por la mañana, cuando íbamos trotando a Loma del Bálsamo a ordeñar las vacas. Y por la tarde, cuando corríamos a apartar los terneros. Cuando había competencia me inscribía y ganaba sin dificultades. Pero eso no nos gustaba. El balón era redondo y divertía. El fútbol es un deporte de conjunto que genera entendimiento democrático y daba la oportunidad de ser reconocido. En cambio, el maratón es individual, al menos para quienes lo practicábamos sin equipo y sin ley y la fatiga era mayor. Era una especie de llanero solitario que corría y corría, despedazando adversarios, a trancadas largas, hasta que ya no había nadie más que pasar, más allá del viento.

De modo que hecho este balance de actividades físicas, no sé por qué a los 47 años exactos, sin una gordura exagerada (167 centímetros de estatura y 65 kilos de peso) sin estar por fuera de los parámetros dietéticos y relación ideal peso-estatura, llega ella a cambiar mis hábitos de toda la vida con sus silencios largos y repentizados. Y sobre todo con esos gruñidos, como cuando un celular está en opción de silencio y vibra bajo una almohada.

Había empezado a descubrirla por uno de los síntomas que menos tienen en cuenta los especialistas para su diagnóstico: la irritabilidad. Del muchacho apacible, que se sacaba la comida de la boca para darle al hambriento, del que ponía la otra mejilla cuando lo golpeaban y del que dejaba de jugar fútbol por prestarle los zapatos a "La Conavi", sólo iba quedando un vago recuerdo en las fotos que sobrevivieron a una de las tantas rabietas de mi mujer, atacada por sus reiterados brotes de celos. Todo me fastidiaba. Todo le fastidiaba. Su resuello me despertaba en la madrugada. A esa hora no había pegado el ojo y miraba sin mirar la pintura abstracta que la lluvia filtrada durante años había dibujado en el cielo raso.

—Amor, ¿En qué piensas?

—En nada.

—Ajá y ¿por qué estás con el ojo pelado?

—Pienso en que esa mujer con la que estás saliendo te va a comer hasta la mierda.

Allí comenzaba otra guerra. Las voces se iban alzando en la noche moribunda hasta despertar a las niñas. La suegra, que vivía al lado, gritaba por los calados de la pared compartida para que dejáramos a la gente dormir en paz. Ya a estas alturas no dialogábamos ni nos respetábamos. No nos tolerábamos. Fue en los tiempos en que empezó a viajar con un hombre invisible en el cojín trasero del automóvil y a ver mujeres que andaban conmigo y me acompañaban a cubrir las noticias. Veía fantasmas y viajaba con ellos sin darse cuenta. Esa vaina que me hormigueaba en el cuerpo me estaba descomponiendo mi buen genio. Cada día empecé a parecerme más al abuelo materno, cuando ciego de noventa años se sentaba en la puerta de la casa a fumar su tabaco de las tardes y lo vacilaban diciéndole: "Adiós Abuelo" y él contestaba con alegría "Adiós amigo", hasta que un día cayó en la cuenta de que los alegres saludadores eran los mismos que subían y bajaban adrede para escuchar su alegría. Un día, tras descubrir la mofa, hizo como La Caracucha, aquella vaca hosca de la cría de Pepe Barrios, nuestro tío, que contestaba con un bramido al escuchar su nombre sonoro. Un día, a la hora del almuerzo, los trabajadores la atosigaron tanto llamándola por su gracia, que enmudeció para siempre. Se cabreó.

Los exámenes dijeron que llevaba al menos tres meses con ella hormigueándome en el cuerpo. Técnicamente se llaman test de glicemia glycolisada. Otro de los síntomas se me presentó en las reiteradas ganas de orinar. Me levantaba más de diez veces por la noche, aprovechaba para ver que los niños estuvieran bien arropados y que los mosquitos no les dieran chuzo, vigilaba que las puertas permanecieran aseguradas y regresaba. Abría la nevera y me empinaba en la jarra grande del agua helada. Eso me fue agrietando mi débil garganta y postergando la alegría de poder cantar algún día. En medio del informe telefónico en la radio de todas las mañanas, se me fue el gallo alguna vez, para motivo de risa de los oyentes. ¡Qué vaina, tras de viejo con pitera! Bebía cantidades de agua desde las mañanitas; tánta, que me acordaba del viejo caballo careto, que en los largos veranos subía los ensilles de Vara de León y se perdía cinco días, rebuscando platanillos de aromos, trupillos y vivasecas para alimentarse ante la escasez de la yerba. El verano hostigaba la tierra. Al cabo de ese tiempo bajaba a los bebederos y se pegaba en un cajón de diez latas. Era un espectáculo verlo como se iba inflando su vientre, cual si fuera un balón de vejiga, hasta que un día se reventó de la hartura y estalló en mil pedazos cuando trataba de tomar el repechito de las iguanas. Era el segundo animal que moría en esas circunstancias. Dojopo, que era un mulo rejugado –se escondía el día que lo iban a amarrar para llevar el suero dulce a Jesús del Río– se acostaba en los caminos cuando transportaba la carga para dejarla regada y aliviarse un poco, murió en otro verano corneado por La Mapurito, una vaca celosa que lo empitonó un día que iban revueltos vacunos, mulares y caballares, a beber el agua a través de la manga de *Los Totumos* rumbo a la laguna vieja. Por la costilla derecha se le fue inflando una bolsa que creció y creció hasta que tomó vuelo en el cielo, según escribió, exageradamente alguna vez mi padre en su inmancable libreta de apuntes. "Mientras moría suspendido en los aires –decía el escrito– los gallinazos iban dándole picotazos, perdiéndose en la azul lejanía del verano".

Las sospechas más fuertes de que el azúcar andaba en mi sangre se dieron con mayor vigor en el Sur de Bolívar. Había viajado a los lugares por donde Alejandro Durán Díaz fue feliz, hizo canciones y cautivó amores. No me tomé una sola gaseosa, porque de tránsito al sur, en El Banco (Magdalena), en un hotel de mala muerte me hurtaron la plata. El cuarto que nos dieron no tenía luz en algunos sectores, de modo que no prendían el televisor ni los bombillos principales. Mientras me duchaba –el foco del baño era el único que funcionaba– el compañero, un negro altanero y enamorado que nos habían puesto de guía, pidió cambio de habitación. Al salir, en pantaloneta, tomé la maleta, me eché el pantalón al hombro y caminé a la pieza trece, donde el compañero luchaba por encender el televisor. Tampoco funcionaba. Al poner en marcha el aire acondicionado salieron ratones y cucarachas despavoridas que, rebotando por las paredes, empezaron a treparse por las sábanas. ¡Qué asco!

El camarero –un negro de pecho de tabla– cambió el televisor en medio del calor sofocante, pero tampoco funcionó, de modo que nos aprestábamos a pegar los ojos cuando alguien tocó en la puerta. Era el camarero. Traía en sus manos mi billetera. Entreabrí la puerta casi dormido, tomé la billetera, le di las gracias y la coloqué sobre el nochero sin revisarla.

La noche fue de pesadilla. Pieza trece –pensaba– de mal agüero. Apenas me cogía el sueño cuando me levanté por primera vez a orinar en abundancia. El negro había caído como una piedra y roncaba como un cerdo. Su cama estaba más cerca del baño y tuve que tropezarlo varias veces para pasar en la oscuridad, hasta que a las tres de la mañana empezó a contorsionarse y a brincar en la cama como si se lo estuviera comiendo un tigre. Nunca había escuchado un grito de tanto terror. Su voz era desgarradora y el pánico que sentía era como si se lo estuviera tragando una inmensa serpiente. No sabía si gritarle o callar, pero en ese instante volvió en sí, con los ojos despepitados. Sufría de pesadillas. Ese otro día me contó que un tigre monumental trataba de devorarlo en los sueños.

El calor en El Banco, que a las doce del mediodía tuesta las piedras, empezó a recalentar el cuartucho a las seis de la mañana. Salté de la cama, revisé la cartera y en efecto: no tenía un solo peso.

El negro pecho de tabla había entregado el cargo en el hotel a las seis de la mañana y la mujer que lo remplazó no dio razones grandes ni chicas. No había sospechado del negro de la pesadilla sino hasta ahora que escribo estas líneas, tras las huellas del azúcar en mi sangre. El hombre se mostró muy solidario. "Vamos a joder a ese 'man', vamos a buscarlo", me dijo. Y yo, que sentía pena por la cantidad que llevaba (veinte mil pesos) solo respondí que dejara eso así. Le pedí que no le dijera nada a ninguno de los otros de la expedición, que se habían quedado a dormir en casa de un amigo. La región estaba llena de paramilitares que se mataban en las calles entre ellos mismos en la disputa del territorio. De denunciar al ladrón hubiesen pasado dos cosas que yo no quería que pasaran: que hubiera un muerto, y que se supiera que mi capital de viaje era solo de veinte mil pesos. De allí en adelante empecé a depender del Alcalde de Altos del Rosario, quien me había invitado, de modo que en el trayecto de los próximos siete días no me bebí una sola gaseosa. Eso de pronto sirvió para bajar los altos índices de glicemia que ya empezaban a hacer estragos en mi sangre.

En la casa donde nos alojamos había un inmenso patio. Y en el patio muchos árboles viejos. Un día me puse a orinar detrás de un níspero robusto y las hormigas se subieron por el chorro del meado, pero no sospeché que era ella la que ya caminaba por mis glóbulos blancos y rojos.

Comida sobró. Nos llamaban puntuales tres veces al día a comernos tremendas bandejas criollas y buen jugo de toda clase de frutas tropicales. En ese pueblo el tiempo de Alejo Durán se quedó enganchado en las calles arenosas que van al caño. Las peleas de perros en las calles tras una perra alborotada, los burros rascándose unos a otros y la gente caminando sin afán en medio del canto de los gallos, estaban allí desde el lunes de Pascuita de 1952, cuando el negro se fue y los dejó llorando. Lloraban los muchachos. Lloraban las mujeres. Ya se fue el pobre negro. El desconsuelo era grande, porque no les prometió regreso.

Y claro, solo regresó treinta y ocho años después a recoger sus pasos, en diciembre de 1988, quedándose enganchado en el aire denso de sus calles.

No consumir una sola gaseosa y las intensas caminatas –en este pueblo no hay automóviles– nos salvó de una debacle. Solo el viernes, antes del regreso, nos dejamos caer unas cervezas que pudieron alimentar los síntomas, pero nada más.

De regreso apreciamos la belleza de estas tierras que Alejandro Durán recorrió tras las faldas de Fidelina hasta Magangué y de Cholita en Altos del Rosario. Estaba tan tragado de Cholita que así bautizó su pedazo de acordeón, donde llevaba el alma. Dimos la vuelta por Arjona, Chiriguaná (ambos, Cesar), pasamos por El Paso, también tierra vallenata, donde nació el juglar, hasta llegar a Cuatro Vientos a través de paisajes dulcificados por el verano, con polvaredas amarillas en los pedazos destapados y estampas imborrables de cardonales y desiertos. Un aguacero de polvo amarillo había teñido los tendales de oro puro.
Después de un día de viaje sentimos el fresco de los Montes de María en la tarde de febrero, víspera de carnavales. Los compañeros siguieron a Cartagena. Yo preferí quedarme en San Jacinto, después de darle una vuelta completa a las historias de La Piragua y de correderías duranianas de toda la vida. Como Cachán –un personaje Sanjacintero recreado en los cuentos de Carlos Barraza– después de darle media vuelta al mundo y de brinco en brinco, llegué a la parroquia de San Jacinto.

Cuando mi viejo se enteró de que orinaba más de veinte veces al día y que antes de desayuno ya me había bebido una lata de agua, se alarmó.

—¡Bueno, mijo, y tú te vas a dejar morir! —me dijo—. Por lo pronto, tomate un trago de malambo, que mañana te vas para Cartagena, ordenó.

Me tomé el remedio amargo de papá. El malambo que guarda en la nevera, sin arrugar la cara y, como para variar, me fui a la cola del patio, para ver cómo las hormigas subían por el chorro del orín.

Día primero.

A veces, en el afán y la rutina de la vida, se nos van borrando las cosas elementales y cotidianas, como oler los fritos, percibir el envoltijo del bollo dulce, tomarse una cerveza bien fría bajo un campano o jugarse un partido de billar con el amigo de infancia, con el hermano del alma o el sobrino que se creció sin que nos diéramos cuenta. Con el dictamen de esta diabetes, que me tiene como ciego nuevo, descubrimos de repente que la vida que traíamos hasta hoy era un viaje de caballo descabritado y sin frenos, sin pausas más allá del sueño de mediodía y las siestas largas y casi eternas de viuda de pescado para romper el ardiente sol sabanero. Habíamos perdido la alegría del viernes cultural. Salvo la gracia de los viernes de mangos con las niñas en la puerta del colegio, el resto era plano. La posibilidad de otra vida y de romper la rutina del conformismo alucinante del sueño. Tal perece que nos hubiese asustado un tigre inmenso y nos escondimos ante el secreteo de no ser de la política del común; de no ser de la corrupción que desbarata el mundo. Como decía el viejo Emiliano, Dios lo construyó y está permitiendo que se desbarate en nuestras manos. Por justos pagan pecadores.

Ahora comprendemos la frase del locutor y su algarabía ante sus oyentes: "Gracias a Dios, hoy es viernes". Es el día en que se deja atrás el estrés de la jornada laboral y se toman para sí esos momentos de que está llena la vida: comerse un helado, contemplar la puesta del sol, caminar sin premura por la avenida con el garbo y la parsimonia de un beisbolista al montículo, mientras piensa en una curva de humo.

El encuentro de esta mañana con Hernán Villa, el corroncho tres de Colombia y del mundo, nos hizo rememorar aquellas calendas de la calle de las putas en esta Cartagena ardiente de marzo. Su restaurante El Consulado era una vara de *ñipiñipi*. Tenía pega pega, como el machucho con el que embadurnaban las varas que sobresalían en la granadilla del monte para coger los pájaros que llegaban inocentemente y se mecían en ellas, porque el animal no tiene un Dios que lo bendiga ni muchas manos que lo protejan. Todos acudíamos en chagua al Consulado, como los pájaros inocentes que trataban de volar y no podían. Y así como los pájaros se paralizaban en la pega pega, nosotros nos íbamos matando como el pez: por la boca.

La mayoría le caíamos al lugar en chagua porque los desplazados eran pocos y encontrarse un Sanjacintero en el centro era una cosa extraña, una verdadera bendición de Dios. La gente venía a Cartagena bien madrugada para regresarse por la tarde. Lo mismo era en Barranquilla, pues el bus de Quito pitaba en el pueblo a las tres de la tarde, a su regreso triunfal cotidiano. No cagábamos jamás en ciudad extraña. Se regresaba a cagar en la tierra, aunque fuera añangotado en el patio, en el caminito de los cerdos o en La Manguera. Así que, en esa vara de *ñipiñipi,* como dirían en San Pedro, Sucre, que era El Consulado, caíamos los que teníamos que quedarnos a dormir por cuestiones laborales. Todo pajarito que por allí revoloteaba, allí caía. Especialmente los viernes. Y gracias a Dios, hoy es viernes. Es dos de marzo de 2007. Hernán Villa ha refrescado el encuentro con la negra que llegó a comerse una sopa y se puso al frente. Mientras comíamos nos miramos. Y mientras nos miramos nos enamoramos. Fue un flechazo entre el sopor del mediodía (bochorno, diría Gabo) y la delicia de la cuchara de palo, el vinagre "ayudaviejo" fermentado y los aguacates de los Montes de María, que son afrodisíacos. Puro pueblo. De allí salimos para su pieza, donde ella vivía, entre amuletos para la buena suerte, espejos de bordes dorados, cremas a medio uso, cepillos de peinar y todas esas cosas de mujer coqueta, de mujer puta. Allí mismo armaba su trampa de amor entre el calor de un cuarto pequeño cuyo abanico de aspas generaba inseguridad ante la sospecha de que se viniera con loza y todo del techo húmedo de figuras abstractas que cambiaban según el estado mental del paciente. La casa era la más vieja de la cuadra y se estaba cayendo a pedazos. Solo el solazo de Cartagena, como la fiebre de las murallas, y el decir de la gente, evitó que la llevara a su aposento tomada de la mano. No me faltaron ganas, pero cuidándome de la lengua viperina de mis paisanos, me detuve. En las escaleras desvencijadas y pisos viejos de baldosas rojas y blancas manchadas por los años, le eché la mano que a la luz del sol no pude. O no quise. Desesperado por su carne morena penca oscura me fui desnudando, en espera del banquete soñado, pero ella se excusó advirtiendo que con esa sopa tan caliente que se acababa de tomar no hacia el amor ni con el Papa de Roma, si se aparecía en persona. Se reposó unas horas, mientras yo leía y releía un Paquito viejo que no entendía, desesperado, y al despertar ella de un sueño de pescado, nos fuimos de home rum por horas y días, hasta el éxtasis casi total. Yo creía que aquel amor de afán había quedado en el anonimato, pero supe en este viernes, casi 20 años después, que durante muchos años seguidos de mi partida de Cartagena, la negra fue a comer puntualmente con su cuchara de palo y no dejó de preguntar por el monito que un día quiso comérsela con la sopa aún caliente en el estómago. Hernán Villa, El Corroncho Tres y Héctor Vásquez (QEPD) se pillaron el romance. Era mi día de descanso en el periódico El Universal y me podía dar esas lisuras. Era soltero y a la orden. A veces me iba a casa de Shirley Vázquez, en el sur, donde llegaba una gitana que leía la suerte. Si no es porque no le hago caso, me revienta la lotería, pero Dios sabe lo que hace y lo hace a tiempo. No estaba preparado para ser rico.

Destapado el romance y ahora que viajo en el bus por la Avenida Pedro de Heredia, apuntando por primera vez mis pensamientos, empiezo a recorrer mi currículo vital para ver en qué momento empezó a subir y a penetrar por los vericuetos de mi alma el azúcar que recorre mi sangre alemana mezclada con farota. Sé que será como tratar de descubrir por dónde le entra el agua al coco, como un ejercicio de la propia existencia que trata de acortarse dulcemente, sin picar y sin mortificar, como dice Adolfo Pacheco, en La Diabetes de Carmelo, que es el motivo de este ensayo.

Ya sé que si no muero de otra cosa (¡qué difícil es encarar la realidad vital de la muerte!) un accidente, una bala, de envidia, de Sida, de un complot, o de viejo, moriré de azúcar en la sangre, que es casi como morir de amor, por ser una vaina muy dulce.

Con Alberto Salcedo Ramos, un viejo amigo de inicios en esta travesía del periodismo, cada vez que revisamos los caminos de las aventuras amorosas, nos damos un banquete de especulaciones, en la búsqueda de posibles encuentros con el Sida. Es necesario, entonces, echar un vistazo atrás con el espejo retrovisor a ver qué encontramos. Con los primeros casos de Sida en Cartagena en 1981 se prendió la alarma y empezamos a recorrer las aventuras en las que nos pudimos contagiar del virus mortal más temible del siglo XX. Sin duda, él tenía más razones para preocuparse, porque era hijo de un tigre viejo de manchas reconocidas en toda la costa del Caribe, en su patria y fuera de ella. Alberto bajaba las mujeres de los buses, las conquistaba en los parques y en la puerta de los cines. No había viajes sin aventuras amorosas con desconocidas que se llevaban parte de nuestra historia de conquistadores empedernidos. ¡Claro, él mucho más que yo!

Tenía especial interés aquel viaje a Planeta Rica para entrevistar a Alejo Durán. Alberto viajó desde Cartagena en el carro que distribuía los periódicos, bien madrugado. Yo lo esperaba en San Jacinto, a mitad de camino, donde hacía de corresponsal "free lance". El carro pitó en las calles recién dormidas de El Sitio a la una de la madrugada, bajo la lluvia de mayo de 1987. Y yo, que lo esperaba habiendo bebido Tres Esnaqui toda la noche hasta que no hubo un parrandero más que me acompañara para no tener que levantarme y no me sorprendiera la cita, me embarqué con los bultos de los periódicos en la parte trasera, mientras él roncaba como un cerdo gordo en la cabina, al lado del chofer."Te estás despierto, porque pasamos embalados; si no estás listo te jodes", me había amenazado el día que me invitó a que lo acompañara. Y uno, con las ganas de aprender eso de hacer los reportajes, me le pegué al maestro, sin importar viajar con los bultos del periódico y en medio de aquel aguacero de mayo a ver si podía cambiar- como el campesino- "mi fatal destino".

Las llantas de la camioneta con troja de estacas rechinaban en el pavimento mojado por esos pueblos dormidos y la carpa daba latazos con la brisa sobre la troja, hasta penetrar en

Montería a la seis de la mañana. No puedo borrar de ni mente la imagen de la mujer que a esa hora sacaba a totumadas el agua de su humilde vivienda, anegada por el diluvio de mayo. Llegamos al hotel Alcázar, en la Avenida Primera y preguntamos por el valor de las piezas.

—Con aire valen 7 mil pesos —dijo la mujer que atendía.

—¿Y sin aire, poniéndolo nosotros? —le pregunté.

—Cinco mil pesos con abanico —respondió la mujer.

—No, mujer, cinco mil pesos yo no me los duermo; mejor me los bebo —le dije. Y en medio de carcajadas, salimos a comer algo.

Tomamos el servicio de piezas con abanico y viajamos a entrevistar a Alejo Durán a Planeta Rica. Por la noche, al regresar, nos fuimos por la avenida a mariposear, comimos en la ronda del Sinú y nos aprestábamos a regresar al hotel cuando Alberto piropeó a una mujer que intentaba subirse en un bus urbano. Casi la bajó del vehículo por la puerta trasera cuando ya el chofer arrancaba. Hablaron en secreto dos minutos, al cabo de los cuales me hizo señales de que lo esperara y se dirigieron al hotel, mientras yo quedaba viendo un chispero. Muchos años después, haciendo un recorrido por estas aventuras riesgosas (En Montería había mucha puta y el sida caminaba silenciosamente más que la diabetes), Alberto me confesó que había desengrasado la cena con aquella mujer tan fácil (a lo mejor era una puta callejera y reservada), en mi propia cama recién apartada y que la de él había quedado intacta.

—Con razón las sabanas estaban húmedas —le dije muchos años después, cuando me lo confesó. Pero había pensado aquella vez que era mejor buscar un mejor servicio y no beberse la plata.

Ahora, en que casi 20 años que han pasado, es viernes de verdad verdad, con azúcar y todo. Hernán, El Corroncho Tres, me ha recordado aquella puta que me dio sus momentos. Su recuerdo me pone colorado ("tan serio el padre", diría la gente) y al notar mi turbación trata de emparejarse en la historia, como para decir, "si yo me cansé de comer putas también".

Recuerdo que en aquellos tiempos las prostitutas eran más sanas que ahora –pienso– porque no existía el Internet ni las apartamenteras, prepagos, banda anchas y de entrega inmediata que cargan el celular en la mano y las ofrecen en computadores de garaje. Las que se mostraban como tales eran menos putas y se apostaban en la puerta de las cantinas. Ellas daban la cara, iban con rigurosa personalidad donde el médico y ponían precios exactos a sus polvos. En cambio, las que andan tapadas, esas que ahora llaman prepagos, ¿quién las controla?

Son las diez de la mañana en esta Cartagena que nunca se desgasta en mis recuerdos y se me han olvidado las pastillas. Las he dejado olvidadas en la posada. No puedo desayunar sin ellas. Ni puedo hacerme el examen de sangre desayunado. Ha sido la primera recomendación del doctor Lujan. Quiere que comencemos el tratamiento bien. (Medicamento, dieta y ejercicios), no hay otra: cargar la pastilla en la mochila, controlar la boca y caminar.

Segunda o tercera parte, no me importa…

Ya me han confirmado la diabetes. Y la prensa informa que por el mundo camina un 35 por ciento de personas con la diabetes a cuestas, pero que aún no lo saben. Y ahora que ya lo sé, vienen las estrategias. Ayer eran en el mundo 295 millones de pacientes. Ahora, este viernes brumoso, somos 295 millones y una persona más que ha decidido buscar los rastros del azúcar en su sangre. "Las pastillas son para cargarlas en el bolsillo", me dice Hernán Villa, El Corroncho Tres. Claro, las benditas pastillas. Hoy debo iniciar la estrategia para amainar el azúcar, que según el primer análisis, ya llegaba a trescientos ochenta puntos, en un número que bien puede reventar en la lotería. Sí, trescientos ochenta, no sé qué traduce eso, pero los diabéticos deben saber a qué me refiero.

Con la charla de Hernán Villa, El Corroncho Tres, se me han borrado los cocuyos que empecé a ver esta mañana antes de llegar al laboratorio clínico, cuando ya veía algo de nublado; debe ser sugestión. Mucho antes de toparme con este paisano, cuya charla es como un bálsamo de tranquilidad y de recuerdos, estaba muy triste, como en la noche en casa de Alicia la Campesina.

—La diabetes no es como la pintan —me dice Hernán—. Todos me han abierto los ojos, que cuídate, que esa enfermedad es dañina, que es más mala que un trueno seco, que mi tío murió de eso y antes de estirar la pata que le sobrevivía quedó ciego: que esto, que lo otro. Estaban a punto de enloquecerme. Es que esa maldita diabetes es una enfermedad degenerativa. Es traicionera, me han dicho. Todo lo daña. Daña el corazón, daña los riñones y hasta deja ciegas a las personas que la padecen. Debe ser psicológico o se debe a que no estoy acostumbrado a aguantar dos horas de hambre, pero desde que me descubrieron ese tal azúcar de mil hambres, ya veo cocuyos al caminar en ayunas por estas calles añejas repletas de recuerdos, ahora más estrechas que antes.

Tendré que entrevistar al maestro Adolfo Pacheco Anillo, que se las ha tirado de loco con su diabetes y hasta le sacó una canción a la de Carmelo Torres. "No le prestes atención a eso", le dijo a Carmelo. "Mámale gallo".

Hernán Villa, El Corroncho Tres, tiene que hacer sus propias diligencias, pero se ha ofrecido a acompañarme a la cita médica y con su conversa sabia y oportuna, entre anecdotario y silbidos de canciones viejas y nuevas, empezando por la negra del Consulado, me han ido espantando los cocuyos de mi mente atribulada y triste.

Sigo sonrojado por el cuento de la negra en esta ciudad llena de muchas de ellas, con sus cuerpos voluptuosos y su disposición innata para dar razones de boca. Y Hernán, quizás para suavizar la cosa, cuenta un poco de su vida paralela a la de todo Caribe mujeriego, parrandero y trabajador, que todo lo personaliza, que va dejando un reguero de hijos por la calle. Claro, porque el hombre que trabaja y bebe, déjenlo gozar la vida, carajo. Como decía mi abuelo: "Carajo para el carajo y para quien me esté oyendo, carajo".

—Tenía un grupo fiestero, mamadores de ron —refiere Hernán—. Eran los tiempos en que administraba Cine Colombia en Cartagena. Fueron doce años consecutivos bebiendo ron todos los días. No fallaba uno. Ninguna prostituta pagaba la entrada. Ellas siempre estaban en la primera fila, inclusive, en el Reinado Nacional de la Belleza que se realizó allí algunos años.

Mientras él estuvo al frente, tampoco pagaron una sola entrada a los desfiles. Siempre ellas estuvieron en primera fila, como en las mejores películas. Los nativos de San Jacinto (Mochos) tampoco pagaban. Entraban con una sonrisa con el santo y seña de "Calcula tú". Adolfo Rafael El Cantor, que por esos tiempos empezaba a tejer hamacas inmensas con gracia y armonía, para colgarlas en el Cerro de Maco, también disfrutó de aquella bonanza de cine, ron y mujeres".

Mientras se me desvanecen los cocuyos en la mente ya menos atribulada, seguimos caminando, ahora en busca de la avenida, para tomar el bus de regreso al sur de la ciudad usada y soñada. Ahora, con esto de Transcaribe, la ciudad está con las patas para arriba. Hay trancones en el mercado Bazurto y en la entrada al corralito. A la India Catalina la tienen presa en un montón de escombros. El ejercicio de caminar hace parte de las estrategias para combatir el azúcar, de modo que la charla de Villa es un valor agregado a la fórmula médica. "Así que ya hemos empezado", le digo al Corroncho Tres. "¿Por qué Corroncho Tres?" Le pregunto. "Porque cuando fui a abrir mi correo electrónico ya iban dos adelante: el Presidente de Los Estados Unidos y El Papa de Roma", refiere con gracia. No tuvo más remedio que llevar el tres, porque el computador se lo marcó automáticamente. O eres el Tres ya mismo o mañana serás el Cuatro. Prefirió el Tres antes que el Cuatro o el Cinco. Los primeros puestos estaban bien disputados y había que asegurarlos.

La Diabetes es prima hermana del colesterol. Hernán "El Corroncho" Tres, sabe de eso, porque es el cantor de la yuca y el suero por excelencia. La yuca no aburre, pregona. La compone de atrás para adelante y de adelante para atrás... La voltea y revuelve en versos. La vuelve una arepa, claro rociada con vinagre y buen machucho de ají compuesto por Miguel Manrique. Yuca con suero. Suero con yuca... Porque cuando como yuca la vida se me especula...

—Los médicos de ahora no saben nada de eso —dice— lo primero que le prohíben a uno es comer, ¡que calilla! Y lo primero que le prohíben a uno es lo que a uno más le gusta. No saben nada de esas cosas del sentimiento. Se olvidan que uno es lo que come. Calculen ustedes, un hombre que se levantó con yuca harinosa asada y suero del bueno, puro sabanero, y que se lo prohíban antes de cumplir los sesenta años, es un homicidio sentimental.

—La diabetes lo primero que mata es el falo —me dice Hernán, añadiéndole otro grado de mala fama a la enfermedad, metiéndole erotismo al tema—. Pero yo de eso no sufro.

—Estoy —le digo— como un bejuco putumayero— rememorando al Yulero Alandetero, uno de los sobrevivientes por largos años del accidente donde murió Eduardo Lora Castro, el 19 de marzo de 1953, en La loma la Venera, que de loma ahora no tiene nada.

La vida a veces no se entiende. El hijo del viejo Miguel, dice Hernán, luchó toda la vida por un bienestar y le acaba de venir su pensión de jubilación a esta edad en que a uno todo le sale. Le sale el azúcar, la hipertensión, lo jode el colon, el colesterol, la impotencia, la flacidez y la eyaculación precoz. Y lo peor, la diabetes ataca a toda edad. Carmelo Torres es diabético y eso lo tiene acabado, añade. Pero también le ha resultado beneficioso, porque el hijo del viejo Miguel le sacó un disco. Eso no pica ni mortifica, pero tampoco es una enfermedad para pobres, por aquello de que una dieta saludable cuesta, como el mal de Parkinson en los famosos, como le dije a Julio Fontalvo: "No te aflijas que ese mal le picó al mismísimo papa de Roma en persona y a Mohamed Ali". Ah, también a Licho el de Gucho, el tendero más alegre y famoso del pueblo.

Hernán insiste en el tema de Pacheco. Ahora que le llegó la jubilación no puede gozarla como antes. No puede comer todo lo que ve ni todo lo que le gusta. Hasta el wiski le prohibieron. Solo se puede dejar caer cuatro tragos. Pero eso sí, sigue garañón como siempre, ahora anda con una muchacha de 20 años y ya no usa una sino dos viagras para pasar el rato sin que le cause pena. La muchacha le dice disque "caramelo bonito". Y Hernán le advierte: de caramelo sí, pero de bonito…no se sabe. Mientras suelta esta aseveración, Hernán Villa, El Corroncho Tres, se ha perdido en la bruma de las diez de la mañana, entre saludos y canciones, mientras yo sigo estrenando esta diabetes que no sé hasta dónde me llevará. Lo mejor, pienso, es seguir mamándole gallo, siguiendo las recomendaciones de Adolfo Pacheco.

Día dos.

Salimos pasados de raza. Todos entendemos de bulto a que se refiere mi viejo cuando hace tal sentencia, pero pocas veces como en este sábado, un día después del descubrimiento de mi diabetes que me camina por mi sangre, la he encarado en forma filosófica, como lo intento hacer ahora que tengo el papel en blanco y he decidido compartir estos años de vida desmejorada en tiempo, pero espero abundante en calidad. ¿Pasado de raza? Es decir, todo en exceso es dañino, hasta el amor. Demasiado amor empalaga, porque se convierte en celo, y el celo es mal consejero; se convierte en desconfianza y en recelo. Eso es. Los Sandreski y también por el lado de los Fernández, a veces son más resentidos que la burra del padrino Hanenzi, que no comía la hierba si se la entregaban de último. Son olvidadizos, rayan a veces en la tristeza (se pierden en pensamientos) y algunos miembros de la familia tienden a quedarse para vestir santos, especialmente en los hombres. Hay en la familia una Himera, pleitista, embustera y acelerada. Cuando existen excesos o falencias, en que la sangre aflora, en que son muy visibles los defectos, es porque se nos está pasando la raza. Nada recogemos del suelo, mamá Tera, Teresita del alma, Teresa Vásquez Castellar, era olvidadiza, pero tenía un ojo clínico y atento para ensartar agujas a los noventa años, aun antes de morir, casi pisando los cien. Pero era olvidadiza y pasada de raza. Alguna vez lloraba y suplicaba porque no hallaba el vestido que se iba a poner para una misa, aquel que había guardado tanto en el fondo del baúl. Fue cuando mamá se percató de que lo tenía puesto.

En este sábado me pasé de raza. Caminaba con Wilson por el barrio Los Alpes de Cartagena, en busca de transporte en la Avenida Pedro de Heredia. El haría dos diligencias y regresaría a su Sitio amado, y yo, a mi curso sobre conflicto armado y resolución pacífica de conflictos, pura basura, diría mi mujer. Ya habíamos avanzado varias cuadras cuando me percaté de que no me había tomado la pastilla para la Diabetes. Entendí que estos primeros días iban a ser los más duros de esta carga sin cura que apenas empezaba a llevar por los caminos polvorientos de la vida. Glucopahe, es el medicamento. A mil quinientos pesos la pastillita, que quema la grasa y lo adelgaza a uno.

—Salí pasado de raza, "profe" —di media vuelta y regresé. El siguió su camino, brioso y distraído, como siempre, más pasado de raza que yo. Caminar acompañado hace menos duro el camino. Mientras caminaba con Wilson, hablando de todo, absorbimos el trayecto sin fijarnos en distancias ni detalles. Ahora, de regreso, afanado para no llegar tarde al curso, encuentro larguísima la distancia de un poste a otro. Así es la vida. Si viajamos acompañados de alguien nos apoyamos mutuamente y el trayecto se hace menos escabroso. De ahora en adelante, como me lo dijo "El Corroncho Tres", tendré que andar con las pastillas en el bolsillo. Es menester andar pendiente del azúcar, los almidones, la cebada de las cervezas y de todo lo que huela a colesterol. Será como una manía para poder llevar esta diabetes, que ni pica ni mortifica, pero que atosiga por todas partes y que va por la sangre; camina por el cuerpo con los mensajes de la heredad, y amenaza la libido: ¡Espero que no!

Un día antes del sábado.

No sé hasta dónde me llevará esta vida desabrida que llevo desde este ardiente mes de marzo en el que me ratificaron la diabetes. Trato de decir que soy un hombre dulce, pero no, tiendo a la amargura de sentir que casi todo se me ha prohibido. La comida sin sal y la avena sin azúcar son como alimento para cerdos; solo para llenar. Uno es lo que come. Y pensar que cuando me creía sano y jarocho, dejé de comerme las delicias que ahora veo por todas partes y no puedo ni mirar, porque se me hace agua la boca. No me detenía a masticar bien, solo tragaba. Las cervezas de los viernes en el colegio de periodistas, como el arroz de tarde, que había dejado para complacer a mí mujer y zambullirme en la televisión desde tempranas horas, ahora son una nostalgia represiva. De todos modos, el pasado viernes, antes de regresar a San Jacinto Pinturero, me refugié en un billar de Cartagena. Salimos mi sobrino José David, mi hermano, Wilson y yo, a recorrer los mejores sitios nocturnos del sur, pero todos estaban llenos. No son atendidos por las tradicionales coimas del Sitio, que juegan con uno y les fían si uno no lleva plata. Acá estos sitios son atendidos por lindas damitas que de un momento a otro saltan a los brazos del viejo diabético. Debía ser de azúcar el viejo que tenía en sus brazos a la más delgada, una mujer morena y joven, que parecía resignada a la pose en que cayó; indefensa, con ojos oceánicos de orfandad y casi desarmándose en sus huesos. Habíamos recorrido varios de estos lugares y todos estaban repletos. No había chance ni para un cuarto de buchácara. Y jugar un cuarto con desconocidos era una aventura de cuidado. No estaba dispuesto a apostar con desconocidos. José David quería era hacer tronar las bolas de marfil en las seis ranuras para verlas rodar al botadero. Era basto como casi todos los de esta zona, que prefieren sonar las bolas en vez de verlas juntitas, reunidas como hermanitas, dominadas con un taco sutil y certero, en el billar. Al menos, el viejo que tenía a la huérfana en sus brazos, emanaba el gusto por el billar. Por el acento y la fisonomía debía ser cachaco, como el dueño del negocio, demasiado fino para el ruidoso lugar, con una pantalla grande y música de acordeón en parranda. Puro relajo de ahora, muy distante del verdadero vallenato en que nos levantamos, más cercano al sabanero que a la nueva ola.

Wilson quedó regado por el sueño y se regresó a casa muy temprano. José David estuvo a punto de escaparse cuando le dije que jugaríamos billar en la única mesa que quedaba sola. El billar es la mejor preparación para un tirador de piedras en la buchácara, como Piero, que sin mucho pulso sabe llevar bien los partidos y ganar con más inteligencia que suerte y pedrería. Aceptó a regañadientes y obvio, se llevó tremenda golpiza, porque aparte de haber empezado mal, estaba más pendiente de qué mesa de buchácara quedaba libre que en hacer una, dos o tres carambolas. Mientras tanto, yo estaba más pendiente de la forma en que la gente se empinaba las cervezas y de la muchacha que nos atendía: una morenaza de nalgas firmes, con un descaderado que le dejaba ver la curva que le bajaba asomándosele por la abertura del espalda afuera y se le introducía por el panti blanco que le sobresalía sin reservas del jean. Recordé los tiempos de Cartagena, cuando ejercía el periodismo en esta ciudad tan cara a mis afectos. Con Alberto Salcedo Ramos nos íbamos a los billares del centro, en un cuarto piso, y nos cogíamos a darnos hasta que faltara poco tiempo para cerrar las páginas del periódico. Esa era una irresponsabilidad propia del talento de Alberto, porque si bien yo, que husmeaba los muertos y heridos desde la mañana en los hospitales, visitaba los entes judiciales y otras dependencias macabras, ya tenía mi trabajo bastante adelantado, él tenía que iniciar de cero, porque era el editor. Claro, él llegaba en la tarde, porque era el último en irse del periódico por las noches, ya en la madrugada a veces. "No te preocupes por el tiempo, que hoy estoy de turno", me decía. Y llegábamos media hora antes del cierre. Una vez, recuerdo que mientras nos batíamos en un duelo a muerte en el billar, me iba preguntando por la suerte de Los Gaiteros de San Jacinto. Pensé que lo hacía para distraerme, meterme trampa y acorralarme en el juego. Al día siguiente, en su página, leí una de las crónicas más hermosas que se hayan publicado de nuestros inmortales gaiteros. Claro, como no firmó la crónica, en San Jacinto todos creyeron que era hecha por mí. Y como la crónica también encerraba una denuncia, uno de los gaiteros tocados por su pluma, el que había tomado una plata del festival para pagar un préstamo personal en la Caja Agraria, me estuvo cazando por mucho tiempo para cortarme la cabeza con un machete. Perdí el pueblo varios meses hasta que el tiempo se encargó de curar su rabia. Hace poco, cuando regresé de vacaciones (¿Vacaciones de qué, acaso eso de escribir es trabajo?) lo encontré postrado en una hamaca. Le iban a cortar una pierna, porque a los gaiteros también los tropieza el azúcar.

Le contaba estas anécdotas a José David mientras le daba una paliza en el billar. Él no dejaba de vigilar las otras mesas y yo no le quitaba la vista a la morena de nalgas duras y cuenca honda. La gente se empinaba las cervezas con sabrosura, fumaba y jugaba. Yo seguía tragando en seco. Los cachacos tomaban whisky y me miraban. Cuando ya estaba bastante entrada la noche hice mi primer pedido:

—¡Por favor, una puta y una botella de Bretaña!

Lo de la puta fue una broma. José David prefirió, como para picarme, una Kola Román, la gaseosa más tradicional de Cartagena, que esa noche, mi primera noche estrenando la dieta del azúcar, se veía más roja y deliciosa que nunca. Con mis tacadas, pese a que llevaba tanto tiempo sin asistir a un billar, convertía el tapiz de paño duro en una especie de simposio en el que las bolas de marfil conferenciaban, sin correr demasiado, junticas como hermanitas. Y cuando José David se descuidaba yo le daba sorbos a su gaseosa de azúcar, para recordar viejos y recientes tiempos. Hasta que por fin, desocuparon una mesa y pude confirmarle a mi sobrino, que la mejor preparación para la buchácara era el billar. Le metí cuatro victorias en línea, hasta que tiró la toalla. Más bien, tiró el taco y dijo, como en el futbol: no va más.

Había sobrevivido a mi primer viernes con azúcar. La morena se había quedado con mis ojos clavados para siempre en su cuerpazo de reina, porque es posible que no regrese por allí ni a recoger los pasos. O quien sabe, de pronto uno de estos viernes le doy la revancha a José David, con un agua mineral como testigo. Y si la muchacha aún está allí, le clavaré de nuevo mi mirada azucarada.

Llueve sin gracia en Sincelejo

Ese loco que me mira tiene cosas mías. Me mira como sin mirarme. Y en este estado de cosas, ahora que llovizna sin gracia en Sincelejo, a las tres de la tarde, con el sol caliente y en medio de un calor del diablo, no puedo evitar pensar en el loco, que debe tener- y en efecto tiene- cosas que yo no tengo. Por ejemplo, esa hirsuta cabellera sucia, a lo René Higuita, que no le sirve para nada. Es probable que no tenga azúcar ni sufra de pesares, porque no tiene que guardar comida.

Así es la vida. Esta mañana un mendigo refinado que funge de portero en la emisora donde hablo, me pidió dos mil pesos para el desayuno. Y yo, que llevaba la plata en el bolsillo, no pude desayunar. Él no desayunaba porque no tiene plata y yo porque no puedo.

Hasta la fecha no he podido cuadrar la dieta. El cachaco de las avenas cubanas, con su cara de monseñor, me dijo que sus desayunos eran dietéticos, pero descubrí en su dieta cierto sabor de azúcar tan espantoso, que dejé la mitad, aterrado, como si me hubiesen dado un veneno. Buscaré llenar con algunas frutas el vacío. Pero será más adelante. Sin embargo, habrá de existir una fórmula que no sea tan desabrida y que cuaje el mojón como Dios manda. Me dedicaré a ello más tarde.

Ahora escribo, mientras llueve en Sincelejo, con el sol caliente y el aumento del bochorno en esta tierra ardiente. Escribo en mi agenda para no perder detalles del loco. Parece que supiera que escribo sobre su presencia y me mira desde su refugio de lluvia. Para eso no está loco. No se ha dejado mojar y como todos los que nos hemos refugiado en esta cafetería, mira la lluvia como quien mira un río que jamás termina de pasar. Mira la lluvia y me mira a mí. Ahora me mira más a mí que a la lluvia. Me mira con una profunda tristeza, como la mía. Me vuelvo a fijar en su cabellera. Como todo loco que se respete, viste harapos sucios y mugrosos y parece temerle al agua. No se desprende de lo que deben ser sus únicas pertenencias: un manojo de trapos sucios. Con su mano izquierda protege sus pertenencias y con la derecha sostiene su quijada, como signo de reflexión, de pensamiento profundo. Quisiera penetrar en su pensamiento y hurgar en su pasado. Es la segunda vez que lo veo y trato de hablarle; le hago una señal de amistad, "¿qué viejo vale?" Él se ríe picaronamente. Tiene un tremendo parecido con Rafael Orozco Maestre –el del Binomio de Oro– y sus ojos siguen mirándome como si no me miraran. Alguien dice que se goza la ciudad, porque no tiene derechos ni deberes y pasa las fiestas desnudo. Mañana no le amanecerá para el desayuno, pero de seguro sus mil hambres lo obligarán a buscar en las basuras y encontrará algo con que alimentar su instinto de supervivencia. Eso sí, no tendrá que asistir a la Dian a pagar impuestos ni debe sufrir los efectos de la parapolítica, que por estos días sacude los cimientos de esta ciudad caótica.

La lluvia ha sido una lluvia de verano que se ha ido como vino, dejando a la gente esperando en su refugio. No alcanzo a descifrar la mirada del loco, recojo mi libreta y me marcho caminando por la Calle del Cauca, pensando en si este loco tendrá el azúcar tan alto como el mío.

La irascibilidad de estos primeros días

El celo es peor que el azúcar. Una mujer celosa es tan peligrosa como el filo de un hacha que cuelga del techo del rancho. Te levantas enguayabado, a tientas en busca de una luz en la oscuridad y el hacha te está esperando despierta, a mil ojos, para darte un zarpazo. Por lo regular la herida es en el corazón de tus sentimientos. Te desequilibra, te enreda y puede llevarte a pecar de pensamiento, porque una fiera celosa es como si tuvieras una rasquiña pegada en la piel. Tienes que cargarla a donde vas. Tienes que bañarte con esa rasquiña, que te aprieta como la enjalma al burro viejo, cansado y maltratado. Repito para que quede claro: una mujer celosa es tan peligrosa como el filo de un hacha que cuelga del techo de un rancho en la oscurana de la madrugada. Tú te levantas a tientas en la penumbra y el hacha te puede hender la cabeza. Ella, atormentada por sus propios fantasmas, se imagina cosas fantásticas y sui géneris, de novela. Si una mujer celosa se dedicara a escribir sus fantasías sería una formidable novelista. Cualquier actitud en el hombre es motivo de sospecha. Te hace la vida imposible. El azúcar no mata ni pica ni mortifica, como dice Adolfo Pacheco, pero es controlable con una buena dieta. En cambio, una mujer celosa es demasiado visible, es rasquiñosa como la pringamoza. Perniciosa. Va por fuera, brinca y salta. Y se despepita por los ojos. Es una mente enferma en donde siempre la víctima vive en sospecha. Una mujer celosa te sigue la vida como una cámara de televisión automática y no te deja tiempo para la intimidad. Su mirada es filosa como la cuchilla de un hacha que pende del rancho oscuro. Te panea la vida. Estás enamorado. Se te ve en el brillo de la mirada, pero no es un amor para mí, sino para otra. Te dejas crecer el bigote para ella, o sea la vecina. A los dos meses te lo cortas para la otra. Estás enamorado. Lo sé. Te brilla la piel. Te paras frente al espejo, te miras y te remiras. Te pones una camisa, te la quitas. Luego te pones otra y otra. Te pintas el pelo para una mujer que solo existe en su mente. Y luego de darte esa retahíla de palabras vacuas cargadas de sospechas, te suelta la sentencia que ha estado pensando toda la noche:

—¡Esa mujer te va a comer hasta la mierda!

Mientras el azúcar duerme, la mujer celosa está quieta, pero despierta. O si duerme es con un ojo abierto. Cuando más, para registrar empate entre una y otra declaramos tabla. Trabajan a la par, pero de noche, el azúcar es más parca que la mujer celosa. La mujer se queda en la cama bocarriba, con los ojos abiertos, absorta en un punto fijo del techo pringado por el tiempo. Allí se figura que la mancha del techo es un fantasma que cambia de posiciones, según el estado de su psiquis. Una noche es un policía, otra un cura, de madrugada se le parece a un carnero, a un elefante, a un oso polar y a veces hasta al propio diablo. El dibujo del invierno que se coló por el cielo raso es tan volátil en su mente como un manojo de nubes en la tarde, desde la ventanilla de un avión. Te duermes y despiertas en la madrugada y ella sigue allí, con el ojo pelado. Y lo peor, tú sientes su respiración pedregosa, como de caballo cochero, en las costillas. Y también te desvelas. Inquieto por lo que estará pasando por la mente de la mujer celosa te rascas el pecho, te levantas, caminas la casa, revisas que las puertas estén bien trancadas, que los niños no sean víctima de los mosquitos, que estén cobijados y que el abanico funcione. Regresas y la mujer con el ojo pelado, todavía en el punto difuso del techo, ese que se le convierte en fantasmas. Entonces le preguntas en qué piensa. Y ella, sin quitar la mirada extraviada en el punto imaginario del techo, contesta con esa voz ronca y de trasnocho:

—¡Nada, en esa mujer que te va a comer hasta la mierda!

—¿Qué mujer?

—La que traías en el carro el sábado de carnaval.

—Ya te dije que no venía nadie en el carro.

—Hijueputa, si yo la vi con estos ojos.

—Estás viendo fantasmas desde hace años.

—Tu madre es la que ve fantasmas.

—Mi madre está muerta.

—Sí, pero esa zorra que llevabas en el cojín de atrás está viva.

—Zorra eres tú.

—Zorra es tu madre.

En el dime y dame, las voces se van elevando, hasta que la niña menor se despierta Se asoma al cuarto en penumbras y con la ingenuidad de sus seis años, pide que no siga la pelea. “Perdona, hija, es el azúcar”, le digo, la abrazo y me quedo callado. En ese momento despierto, como si hubiera soñado sobre mí mismo, en una pesadilla calcada. Mi mujer ronca como un cerdo.

Viernes de Carnaval

Me he levantado, este lunes de carnaval, dispuesto a matar el fantasma que viaja en el carro con mi mujer, que se baja con ella, que se le mete en el alma, que se pertrecha en la cocina, que se filtra por las cortinas y vive metido en los cuartos; que canta con la salamanqueja y se le desborda por los ojos cuando tiene rabia. Ella ha decidido divorciarse y me ha ordenado que empiece el trámite. Y yo, antes de que se le pasen los celos del fin de semana y olvide todo, he prendido mi computador y quiero matarla a mi manera de escritor. Busco la forma de arrancar la crónica de su vida, pero no encuentro las maneras. Tengo los motivos, pero mi mente, atribulada por el trasnocho y los rasguños en el cuerpo, me arde en un enredo salobre de manera múltiple. Lo difícil en estos casos es enganchar al lector, ponerle un sedante, que el ritmo sea parejo, que no salte, que no haya un trancón en el tráfico de ideas y que el paciente receptor de esa especie de inyección no despierte, porque si despierta, nos apaga la señal. El viernes, cuando partí en un carro expreso a Toluviejo, ya eran las 8 y 30 de la noche, muy tarde para coger carretera en un departamento tan convulsionado como Sucre. Tenía que pasar por el Peaje La Esperanza, volado por la guerrilla 30 veces en los últimos años. Mi misión era ser jurado del reinado de Los Carnavales, con viáticos y la posibilidad de vender un paquete de televisión al Alcalde. Ese era el compromiso de los asesores del mandatario al contactarme. Querían en la mesa del jurado a gente honesta y con cierto prestigio, que diera tranquilidad a las barras, pues en años anteriores las decisiones siempre generaron pedreas y reyertas campales entre los simpatizantes de una y otra candidata. Al jurado tenían que sacarlo disfrazado o protegido por La Policía. Era cambiar una cosa por la otra. Había que ser muy ingenioso en esta región donde la gente no es aficionada a comprar aire. Así llaman a la publicidad en estos lados. Y el aire no se compra ni se vende. La consideran como un gasto inservible e innecesario.

Esa noche, antes de salir, mi mujer estaba en la sala como nunca, abierta y habladora, atendiendo la visita de unas primas, de modo que no se opuso al viaje, como en otras oportunidades. Cuando llegué con el agite de que viajaba a Toluviejo a esa hora no se retorció ni chistó, simplemente expresó que: “A ti te hiede la vida”, deseando de pronto que el carro se estrellara o que cayera en medio de un tiroteo en la carretera, para acabar con esa vida de sobresaltos y peleas. Nunca nos poníamos de acuerdo, pero yo no iba donde no me daba la gana, decía ella a cuatro vientos, gritando para que la oyeran todos en la cuadra. "Déjalo que vaya, ese es su oficio", dijo su prima Rebequita, con resignación, habidas cuentas de que también hacía parte de ese efecto dominó que iba arrasando sus matrimonios, unos tras otros, como el huevo de la iguana. Varias primas estaban divorciadas. Se decía que tenían el hígado blanco, porque terminaban matando literalmente a sus maridos, que se volvían resecos, desquiciados y mansitos. Ellas manejaban plata y un carácter fuerte que impedía a sus varones tomar las riendas de sus hogares. Allí cantaba la gallina y el gallo se tiraba temprano de la troja. "Las Álvarez resecan a sus maridos", decían por la calle. En el camino a ese pueblo estancado en el pasado, pensaba en mi mala suerte. Caer en manos de estas víboras era una especie de maldición o de bendición, quizás. Eso me había pasado por casarme con la primera mujer que me aceptó la propuesta, en tiempos de confusión y soledad, a la muerte de mamá, quince años antes.

El viaje fue liso y sin sobresaltos, salvo la presencia de un camión que viajaba delante, que jamás permitió el sobrepaso del taxi. El pueblo estaba enjaranado con la fiesta del carnaval. Cinco candidatas de barrios ya estaban en espera del último jurado, bailando unas con otras, en una pasarela en forma de letra ele que se introducía en un público delirante y con pancartas alusivas a cada una de las aspirantes al cetro y la corona. El estadero había sido decorado con afiches de la Cervecera más prestigiosa de Colombia. Habían dispuesto una tarima, una pasarela, zona especial para el jurado y un potente pick up, con dos locutores que anunciaban el programa. La muchedumbre pintada con abigarrados colores; las mujeres ataviadas con jeans apretados que mostraban sus bultos exagerados, licras ajustadas, sombreros, pañolones y mucha alegría llenaban aquel lugar. En ese ambiente carnavalesco solo atiné a levantar una mano, cuando el presentador leyó mi hoja de vida. Venía de bajo perfil por amenazas de muerte en pleno apogeo de la guerra reciente de narco–paramiliatres y narco–guerrilleros, quienes tenían todo secuestrado. La zona apenas acababa de sacudirse del dominio de esta lluvia de criminales y en las últimas semanas los medios informaban de un rearme de estos grupos de ultraderecha, por el recrudecimiento de los "para–escándalos" que salpicaban a congresistas de la región y el incumplimiento de los acuerdos por parte del Estado. Los reinsertados de las autodefensas caían como moscas en las calles cuando iban a cobrar sus mesadas, como en El Banco, Magdalena, donde dos muchachos fueron acribillados en una emboscada en pleno centro y murieron abrazados, uno sobre el otro. Otros se habían dedicado al atraco. Y aquí, en medio del carnaval, aprovechando los tumultos en las esquinas, dos reinsertados habían baleado al trabajador de una Cooperativa para quitarle el dinero de la quincena, a pleno sol del carnaval.

Las muchachas de pueblo viven el carnaval a plenitud. Es un sueño para ellas ser reinas, a la par de la Reina Isabel de Inglaterra y los equipos de fútbol regionales llevan el nombre de la realeza española. Uno se llama Real Cartagena y otro Real Sincelejo. Y lo raro es que aquí no existe la realeza como poder. Es una democracia imperfecta, pero democracia al fin, que elige alcaldes, gobernadores y presidentes mediante el voto popular, lo que se convierte en el verdadero carnaval del tráfico de influencias y compraventa de votos. Cuando debían renegar de la pobreza y del arrasamiento cultural de los españoles, siguen añorando la Mita y La Bagatela. Inclusive, parecen querer el retorno de la Santa Inquisición. Reniegan del indio que llevan por dentro. Quieren ser españoles, como el comentarista taurino, que finge de tal. Como el matador de toros, que al año de tener la alternativa, habla más español que los propios españoles, con un seseo raro para un corroncho sabanero. Como diría el abuelo, son como burro espantado por el tigre. Al instante, al sentir el rugido del felino ha salido corriendo, consciente de que fue el tigre el que le resolló en el cuello, pero más adelante se devuelve a ver qué fue lo que lo asustó; y, allí se lo come el tigre.

Eso es lo que representa este carnaval, en el que la gente hace diferentes representaciones en los disfraces callejeros, siendo lo más estético la gente misma. El disfraz de marimonda es como para quitarle el morbo al sexo. Miro el ramillete: Yesica, de quince años, culito de avispa, con unos ojos ambiciosos de poder, no dudaba en declarar que desde niña quiso ser reina de algo y el carnaval le daba esa oportunidad de medir su suerte y sus talentos. Toda su familia la acompañaba, todo su barrio la vitoreaba y el pueblo la aclamaba. Mónica, de largas piernas morenas, cadera ancha y poderosa, ojos en permanente guiño, jamás dejó de menearse y repartir sonrisas. Su fuerte era la alegría, pero pronto, después de un desfile portentoso, se arrugó ante el jurado, con un llanto conmovedor que estuvo a punto de ablandar los sentimientos colectivos. Su madre era partidaria del reinado, pero la familia del padre no. Sabía que su padre la estaba guiando desde el cielo, porque era huérfana. Bleydis, en cambio, era la de mejor cuerpo y mayor inteligencia. Tenía una cabellera larga que le llegaba hasta la punta de las nalgas y un cuerpo casi perfecto, con unos ojos gatunos matadores y una nariz respingada. Ninguna quería hacerse una cirugía y estaban tan automatizadas que siempre respondían preguntas aprendidas con anterioridad, calcadas de otros reinados, de otras reinas sin trono, enseñadas por una legión de maricas en clases de supuesto "fogueo periodístico". Ninguna pasaba de 17 años y todas querían llegar vírgenes al matrimonio, y encontrar hombres dispuestos a quererlas, respetarlas y llenarlas de hijos. Eso sí, que las dejaran estudiar. La candidata del Barrio El Tunal no tenía nada qué hacer. Era la más alta, pero muy desgarbada. Al igual que Erika, de buen trasero, pero de dientes abiertos y de desgarbado bailar. Todas dijeron amar y proteger la virginidad con celoso hermetismo, pero yo, acucioso con mis ojos inquisitivos, dudé de la morenaza del barrio El Tendal, por sus anchas caderas y sus labios carnosos, rojos como la manzana. Su voz, inclusive, para un buen catador como yo, era el de una mujer con honda experiencia en el sentido carnal de la expresión.

Después del solazo.

Se fue la luz. Si se fue será porque la espantaron. Quizás porque no le gusta este lugar o porque le tiene miedo al agua lluvia. Son las cinco de la tarde y Sincelejo se ha oscurecido después de un solazo del diablo, con temperaturas que al mediodía han estado casi rayando en los cuarenta grados centígrados. Las nubes viajan rápidas y desbocadas en lo alto, al nor–occidente, y dejan caer unas gotas gruesas que se estrellan contra el duro pavimento. Son como escupitajos de gaitero viejo y la gente se espanta como si hubiera visto al tigre. Quienes vivieron la tragedia del 20 de enero de 1980 en Sincelejo recuerdan que ese día el mundo se oscureció como este martes de marzo en que trato de cruzar el túnel del azúcar sin parpadear ante el cúmulo de veneno que se exhibe por donde quiera que meta el ojo. He caminado desde la famosa Plaza de Majagual con mis pies de cristal, atravesando la urbe de sur a norte y por donde quiera que meto la vista observó gente comiendo con sabrosura, lo que despierta en mí hambres nuevas y viejas. Delante de mí he visto una pareja que come pan dulce por la calle, con deleite y desparpajo. En la esquina próxima, un grupo come roscones que parecen unas inmensas tuercas granuladas de azúcar y las bajan con una gaseosa roja que me hace recordar la famosa Frescola de la niñez. La boca se me hace agua y las tripas me gruñen. Cuando uno tiene azúcar en la sangre, esa sangre empalagada de dulce quiere comer todo lo que ve en la calle. La fatiga no me impide llegar caminando hasta este lugar de la corrupción, en el Barrio La Ford, donde se me ha negado una montura para mis gafas y ahora escribo a tientas, porque desde que me detectaron la diabetes y me dijeron que eso primero mataba el pene, infectaba los riñones y después atacaba el corazón, la vista se me nubla y los ojos me lagrimean. Puede ser psicológico, pero cierto. La primera vez –hace dos meses– antes de que me certificaran este denominado mal del siglo, me advirtieron que no me podían suministrar las gafas porque por regla, se daban cada cinco años. La muchacha que me atendió, con cierta indiferencia, buscó en sus computadores tramposos y halló que ya se me había suministrado gafas y que por ende no tenía derecho a reposición. Buscó en los archivos y encontró que el primero de enero de 2005 me entregaron tales gafas. Consulté en el calendario. Primero de enero de 2005, día sábado. ¡No era posible! Alguien se había inventado un suministro ficticio y había escogido mal la fecha. Los primeros días de enero nunca estoy en esta ciudad ardiente de verano. Siempre viajo a San Jacinto, donde nos reunimos todos los miembros de la familia. Tenía que hacer un escándalo noticioso, pedir una investigación exhaustiva, solicitar la presencia del "Caza noticias de RCN". Era posible que allí se estuviera propiciando un gran peculado. En un listado de millones de usuarios de medicina prepagada, bien han podido hacerlo con miles y las ganancias ilegales serían cuantiosas. A los usuarios les colocaban la droga y los suministros en forma ficticia, con fechas inventadas, sin ver el calendario y sin percatarse de que fuera o no feriado. Conmigo habían tacado burro, como dicen en el billar. Se les iba el hueso al charco. Pero que va, uno no tiene tiempo para estas denuncias. Y mientras seguía en el fragor del trabajo duro y parejo, el azúcar se fue subiendo por todos los poros hasta casi asfixiar mi alma.

Ahora estoy aquí con todo este trabajo acumulado y sigo viendo cocuyos. Ya no veo la hora en los números fosforescentes de mi celular de baja gama y he dejado de asistir al Internet de la esquina porque las letras de catorce puntos para abajo las veo borrosas. He llegado, después de evadir tanta tentación en estas calles de golosinas y estoy aquí frente a la tal Olga, que es la encargada de explicarme el caso de mis gafas ficticias a través de suministros paralelos. Y debo hacerlo rápido, porque quiere verme un médico internista. La muchacha dice que Olga no está, porque su turno ya terminó. Me da la impresión de que hablo con Olga, pero se hace pasar por otra. Su inicial excusa es afirmar que se ha ido la luz y que no puede mover el computador. Es cuando pienso que si se fue es porque no la han tratado bien, porque la han espantado o porque le tiene miedo a la lluvia. No tengo más remedio que vacilar con mis palabras y ponerle al mal tiempo buena cara.

—¿Y cuándo regresa la señora luz? —le pregunto.

—Ya no demora en llegar —dice la muchacha, tratando de esconder la belleza triste de sus ojos grises. Miro sobre el ventanal que comunica a la calle de La Ford y veo que un operario destapa una cajilla del sistema eléctrico. No demorará en regresar. La muchacha anota mi inquietud y mi teléfono para investigar y asegura que me informará. De seguro que me acostaré a esperar que me llamen, porque sentado me cansaría. La salud en este pueblo ha sido uno de los objetivos claves de la corrupción armada. Se han apoderado de grandes contratos para patrocinar la guerra. No habían matado a diez guerrilleros en enfrentamiento, pero mientras creaban el terror para apoderarse del territorio, mataron a más de tres mil personas. Primero las dieron por desaparecidas y hoy, cuando todo parece calmado, han empezado a aparecer enterradas en fosas comunes, especialmente en los lados de San Onofre. La prensa dice que fueron "falsos positivos". Y a mí, se me antoja que me están haciendo falsos positivos con mis gafas inciertas.

Por recomendación médica, y también por economía, he desandado el mismo trayecto de ida. Mientras más oscurece, las mujeres se ven más lindas. La gente va por la calle comiendo bollo limpio con queso biche, todo un veneno mortal para un diabético. Sentarse en las bancas del parque y ver morir la tarde. Participar de una de estas tertulias es toda una delicia. Perderse una de estas tardes sabaneras no lo perdona la vida, así que he realizado varias estaciones antes de dirigirme hasta la Plaza de Majagual, donde palpitan aun la bravura del toro negro, de Juancho Perna, el de Tolemaida.

Una muerte lenta y silenciosa:

La diabetes no mata de hoy para mañana. Se trata de una enfermedad traicionera que lo va minando a uno por dentro y ya no es hereditaria como antes. Puede atacar a pacientes con familiares de antecedentes diabéticos y no diabéticos. En mi caso, y luego de rastrear gramos de azúcar en mi sangre, tal parece que me tocó inaugurarla en mi familia. Se puede convivir perfectamente con ella, con base en una rigurosa disciplina, de la que yo estoy totalmente desprovisto. De modo que si Dios me iba a regalar 30 años más de vida, con esta suerte de enfermedad la probabilidad debe estar reducida a la mitad. El diabético es doblemente propenso a sufrir un infarto. Y de eso si tenemos raza. Lo importante es ponerle buena cara al momento. Reír por fuera aunque por dentro la candela queme hasta la memoria. No es justo que después de atravesar todos estos años de la muerte y del paramilitarismo desbocado como sonámbulo, casi tirándomelas de loco para respirar, a uno le pase ésto. Lograr sobrevivir en medio de la parapolítica, andando siempre con el enemigo a cuestas durante años, y ahora, cuando se observaba una lucecita al final del túnel, aparecer el azúcar. No hombre, no aguanta, como dicen ahora los gomelos y la pelaera bacana.

No hay más remedio que escribir las experiencias. ¿Pero cómo? Elsita Peniche dice que escribo muy sabrosito. El problema es no tener la disciplina ni el rigor de que hablan los especialistas. Ni para combatir el azúcar ni para matar el anonimato. El creer más en la inspiración que en el trabajo planificado nos ha impedido concluir los proyectos que hemos iniciado. Si la inspiración no llega, no nace la poesía soñada ni el texto que cante, que tenga ritmo y musicalidad. Entonces pasan los días y los años y hasta allí llega la gran obra soñada, porque la musa se negó a llegar a nuestros brazos. Al menos en este caso, el haber tomado la decisión de encontrar los rastros del azúcar en la sangre de mis ancestros por estos vericuetos de la memoria, ya es un camino cierto para llegar a alguna parte. Pero tampoco se trata de una cosa rigurosa, a lo Walter Riso, que escribe cuatro horas diarias. En este caso, hay que compartir estos momentos con el complicado trabajo de buscar la información, vender la publicidad, hacer los guiones de televisión, pagarle a los empleados, cancelar los servicios, hacer el mercado, llevar los niños al colegio y hasta hacerle el amor a la mujer. En esta cultura de la corraleja y la informalidad, el jefe termina siendo el empleado de los empleados, porque nunca funcionan y en vez de ganar se pierde. No llevo fechas ni horas precisas, aunque manejo ciertos apuntes de situaciones que veo por donde paso en mi nueva condición de hombre azúcar, porque no todo puedo dejárselo a la frágil memoria. He dejado a un lado la técnica de escribir con fecha rigurosa, porque necesariamente esta crónica- ensayo debe ir dando los saltos propios del azúcar en la sangre. La clave debe estar entonces, en hacerse preguntas y resolverlas con la mayor rigurosidad y honestidad posibles. Todos los días no nos amanece lo mismo y en el agite de la vida se van presentando las situaciones. Solo Dios sabrá hacia donde se orientarán nuestros pasos en estas letras que ya no son nuestras, sino de una mano superior que las guía.

Empecemos: La diabetes es una enfermedad hereditaria. Así se leía en los textos de marzo, cuando empecé a escribir, pero ya en abril, atacaba a todo el mundo ¿Sufre o sufrió alguien en tu familia de esta enfermedad? Nuestra mayor enfermedad ha sido la tristeza y el olvido. Nos han perseguido las brujas y la envidia. A mi abuelo paterno, unas brujas lo convirtieron en burro, lo ensillaron y en la madrugada se lo llevaron de Bajo Grande para Jesús del Río, en la orilla del Río Magdalena, donde amaneció amarrado a una estaca del muelle, completamente desnudo y con las costillas peladas por la presión de la enjalma que llevó a lo largo de diez kilómetros. Solo unos conocidos que pasaban por allí, al reconocerlo lo sacaron del trauma burral y lo devolvieron a la realidad. Establecer si fue diabético sería casi improbable, a menos que nos aventuremos a la selva que es hoy el cementerio de Bajo Grande a exhumar su cadáver y hacerle los análisis pertinentes. Y como no estamos en La Guajira, no somos Wayuu, no lo vamos a hacer. Él era un viejo alemán de cabeza cuadrada y manos recias, que le daba trompadas a los horcones del rancho cuando se emborrachaba. Se fracturaba de la rabia y él mismo, a lo macho se curaba entablillándose los brazos. Debió morir en el año 1984, no recuerdo el día exacto, casi a los cien años, con la satisfacción de que el único hombre que se atrevió a ponerle las manos encima murió antes que él. Así como salvó muchas vidas con sus remedios amargos y sus consejos, nadie pudo sobrevivir después de hacerle una mala jugada. El único indicio de que al morir también sufría de azúcar fue su inclinación desmedida, en sus últimos años, por los helados y los dulces. Solo me atrevo a llegar hasta allí. No somos guajiros para exhumar el cadáver de mi abuelo y establecer si era diabético o no. De eso se encargarán los científicos, si les da la gana. Por lo pronto, recordemos a mi abuelo materno, el hombre más alegre del mundo, que tenía más plata que el Banco de Bogotá. Esa era su cantaleta cuando se emborrachaba, que era un día sí y el otro también. Tenía un talento innato para la conversa y para los negocios. Su riqueza no estaba en el Banco, sino en sus hijos, en su Tera del alma y en su burro mohíno que siempre lo esperaba en el patio para irse de corredurías. Él era el burro y el burro era él. Parecían intercambiar virtudes y defectos. Se montaba en el burro de un solo brinco. Viajaba de tarde porque sabía que así llegaba primero que aquel que madrugara mañana. Era madrugador. Se carraspeaba el pecho a las cuatro de la mañana y en medio del canto de los gallos preparaba el primer tinto, con bastante guarrús y cerrero, tal como mandan los cánones del buen cafetero. Su actitud en cuanto al viajar de tarde era contraria a la de mi abuelo paterno, quien decía que la noche era noche y que era mejor viajar de día. No llevaba afán ante los anuncios del fin del mundo. Una tarde remota, en que se había anunciado una tremenda explosión final, y mientras ensillaba su burro para regresar a San Jacinto, la única recomendación fue: "Coman mis hijos, para morir hartos". Dicho esto, subió en su burro de un solo brinco, pegó dos chupones a su tabaco y se fue perdiendo por el camino real en busca del sol moribundo que se escondía detrás de las lomas de Arroz con Gallo, como una naranja. Sabía que el mundo acababa para quien dejara de comer. La comida era la vida.

Si mi abuelo paterno era mesurado y recio, con esa apacibilidad propia de los europeos, el materno era un resorte: hablador, bebedor y mujeriego. El último negocio de su vida fue vender un burro mohíno que había adquirido en Bajo Grande para movilizarse. Le daba la vuelta al mundo en burro. Viajaba por los pueblos de María la Alta, descubriendo entuertos, espantando al Gritón del Otro Mundo, sobreviviendo a la mordedura de serpientes venenosas, cazando brujas con una varita soasada, negociando mangos, aguacates y cachivaches. Ese fue su mundo. No traspasó el río Magdalena, pero de este lado conoció todos los pueblos. Nerviti, El Guamo, Flamenco, La Negra, Arenas, Las Charquitas, Las Palmas, Jesús del Río, Jesús del Monte, Flor del Monte, Porquera, Corralito y tantas veredas que vieron cruzar su alegría montaraz. Saludaba hasta a las piedras en el camino. Eso le permitió no temerle a la noche ni a las culebras, porque en cualquier paraje encontraba una mano amiga y oportuna que lo apartaba de las garras de la muerte. Una de estas tardes –contaba alguna vez– lo mordió la tercera culebra de su vida, que estuvo a punto de matarlo. Transitaba por una manga de yerba guinea interminable cuando se le ocurrió bajarse para aliñar su burro. La culebra estaba justo donde se bajó. Una hora de viaje después, el efecto del veneno le hacía borrosa la visión. Un hombre extraño que venía a su encuentro lo saludó: "Amigo, no me mienta, pero usted viene picado de culebra", le dijo. Los mordidos de culebra tenían que ser celosos con la información. No podían beber agua que proviniera de una mujer embarazada ni vociferar el nombre del curandero a cargo de su mal. Eso para proteger la ira de otros yerbateros que reclamaban el reinado en esos territorios. Con el comentario, el desconocido dejó a nuestro abuelo perplejo y sin tiempo para mentir. El tipo le hizo beber un brebaje en una "coca de mico", utilizando como mezclador el orín, pues por esos parajes olvidados en el tiempo no había un solo ojo de agua. Cuando llegó donde su curandero de confianza, no tenía una sola pizca de veneno en la sangre.

No recuerdo muy bien los otros casos. Uno de ellos creo que sucedió en una parranda. Hicieron una apuesta para ver quién era el más macho que se atrevía a coger vivo un patoco. Esta es una culebrilla que abundaba en las rosas de yuca y ñame. No era más que levantar un montón de hojarasca de yuca "escangleada" y allí estaban, dormidos, pero con los ojos encendidos de bravura. Levantaron la hojarasca y descubrieron el primero. Alberto Quiroz, el de la apuesta, echó un soplo de humo de su tabaco al patoco que, mareado, se dejó coger muy manso. Nuestro abuelo, ya pasado de tragos, quiso cogerlo macho a macho, pero el animal se dio la vuelta y lo mordió en el dedo índice, de donde tuvieron que quitárselo a machetazos. El alcohol hace circular más rápido la sangre, de modo que mi abuelo no lo pensó dos veces y antes que el veneno surcara sus venas, tomó la rula y se cortó el dedo de un tajo. El dolor de la cortada había sido más macho que el causado por los los propios colmillos del patoco. Mi abuelo se salvó y el jurado de compadres accedió a darle el premio de la apuesta: una novilla de tres años.

Es probable que este abuelo materno sea el verdadero transmisor del azúcar, porque esta enfermedad es tan nueva como tantas que hoy invaden el mundo. Antes no existían tantas enfermedades, dice la gente. Pero se morían de enfermedades que hoy son verdaderos juguetes de la ciencia. Debe ser el pecado o la contaminación, la comida chatarra y la guerra, pero mis abuelos no tuvieron razones del Sida ni del estrés. Tampoco de la diabetes. Sin embargo, este abuelo tuvo algunos de los mismos síntomas de la enfermedad. La muerte se le metió por los ojos. Esa ceguera lo mató. No lo recuerdo nunca joven. Desde que tuve consciencia de lo bueno y de lo malo, del cariño y del rencor, de lo grueso y lo delgado, de lo alto y de lo bajo, vi a mi abuelo de esa edad con la que murió: 90 años redondos. La ceguera le cortó los pasos. Con sus ojos buenos hubiese pasado los cien años con el mismo trotecito de perro enamorado y burro jarocho con que transitó los años previos a la ceguera. ¿Tuvo que ver el azúcar en esa maldita ceguera? Acostumbrado a valerse por sí mismo, a montarse en el burro de un solo salto, a traer sus frutos y alegrar la casa, al verse en ese estado fue presa de la rabia y la tristeza. Los muchachos lo vacilaban. Cuando se sentaba en su taburete por las tardes, le decían adiós abuelo y él contestaba con las mismas ganas de siempre, cantando la palabra. Un día descubrió que las mismas voces le decían adiós cada cinco minutos, percatándose de que los jóvenes tenían en los saludos un juego. Entonces se calló para siempre y no volvió a contestar más un saludo hasta que no estuvo seguro de que no se trataba de una mamadera de gallo. Murió un sábado en mi primera ausencia de San Jacinto y no asistí a su sepelio porque falleció por la mañana y lo enterraron por la tarde para no estropear el debate eleccionario del domingo. Mi tío Manuel Ramón lo vio morir en la forma que mi abuelo siempre quiso: borracho. Llevaba varios días sin comer y diciendo que se había vuelto liberal. No quería que se muriera un godo. Ese sábado llamó a Manuel Ramón, con una voz tan fuerte, que se estremecieron los cimientos de las casas y los horcones se estiraron poniendo en aprieto las amarraduras de bejucos en las tirantas:

—¡Manuel, tráeme un trago!

—¿Un trago de qué, papá?

—¿De qué más va a ser?... de ron.

Y cuando dijo ron cantó su palabra y su eco se perdió por todos los vericuetos de su mundo. Rebuznaron los burros, cacarearon las gallinas en sus nidos, cantaron los gallos en retahíla de patio en patio y ladraron los perros callejeros con un llanto lastimero. Había empezado a recoger los pasos antes de morirse. Cuando Manuel Ramón regresó con el pocillo de ron lo encontró sentado en su hamaca, como dispuesto a pararse para su última parranda. Tomó el pocillo con las dos manos en tono reverencial y se arqueó para tragarse su contenido de un solo viaje, a lo macho. Se lo tragó de un solo. Dos lágrimas le brotaron de sus ojos muertos y ni tiempo tuvo de escupir, porque se murió y yo trato de revivirlo con esta crónica literaria, como dicen ahora. Si me preguntan de qué murió, respondo que murió de ceguera. ¿Era diabético? No sé. Sus huesos, en el cementerio de los godos, en el barrio La Gloria de San Jacinto, ya deben ser polvo de olvido.

La nostalgia del Camino Real

Por estos días en que *el polvillo* inunda los caminos de amarillo pollito y los guayacanes alimentan su ímpetu áureo, la nostalgia de la Semana Santa inunda el alma de los pueblos. Me veo montado en mi burrito sabanero a través del camino real, rumbo a Las Palmas –tierra grata del gran Julio Fontalvo Caro– agarrando los racimos de chancao revuelto con hormigas locas, sin necesidad de esforzarme un ápice encima del sillón de la cabalgadura.

Una quema lejana cae en forma de viruta sobre mi rodilla, manchándome el pantalón blanco. Levanto mis ojos al cielo y observo una "golerá" haciendo círculos en torno a un anillo invisible. Pronto bajarán para acabar a picotazos con el cadáver de la vaca muerta que pereció atollada, que se quedó sin fuerzas a causa del verano. Sólo demorará tres días para desaparecer por completo. Los lobos se arrastran por la hojarasca en los caminos tramposos de Loma de Vázquez y una chicharra lejana canta aguda y nostálgica desde la barriga de una ceiba milenaria. Huele a dulce de papaya. Ya es un mes antes de abril. Ya es tiempo del mote de queso que me recuerda al "Ñacare", mi primo recogido de la calle, que pequeño y pipón, pedía a gritos a "Mamá Tera" que "Abuela, haga mote". Así podía comer hasta saciarse, con lombrices y todo. Vendrán los primeros serenos moja monte y las vacas de mi viejo atravesarán las calles de Bajo Grande sin afán, como si fueran arreadas por un caballero invisible, con las costillas lavadas en sangre. Los campesinos empezarán a preparar sus semilleros. Hollarán la tierra con afán, en espera de los primeros aguaceros, pensando en que este año no es bisiesto y en que las cabañuelas pintaron bien. Rezarán porque el semillero de tabaco no se vuele y se internarán en los montes dormidos en la búsqueda de una morrocoya de trece pintas para ofrecer un garapacho a los visitantes que vendrán de todos partes, en esta Semana Santa.

Mientras mi burro hace el último esfuerzo por lograr vencer el empedrado repechito de Loma El Bálsamo desde donde Sitio Nuevo se divisa a lo lejos, con sus techos oxidados, una iguana que trata de poner sus últimos huevos. El reptil aprovecha la pila de tierra que dejó un viejo corte en el barranco por una Caterpillar del gobierno lerdo y tramposo. Cada época se pinta antes de llegar. Así como en noviembre en Barranquilla ventea fuerte y en el Paseo de Bolívar una brisa tumba mi sombrero de jipijapa, y pone al descubierto ante la novia recién conquistada mi calvicie incipiente, las nubes lerdas, el humo de las quemas y la chicharra nostálgica, me indican que viene la Semana Santa.

El tiempo está loco de veras. Llueve en diciembre y hace verano en octubre. Sin embargo, quien hizo la división de los años y los cuadró de 365 días y un cuarto, dio en el blanco. Creo que con el solo transitar por los caminos reales podría descifrar esta época maravillosa de la Cuaresma hasta con los ojos cerrados. Una chicharra, el caminar de un lobo en la hojarasca y el brisar sobre el cerro de Maco, podrán relatarme que estamos cerca de los garapachos de morrocoy en casa de Erika Hamburger, de los dulces de papaya y de las conservas tradicionales.

Ahora sueño y veo el guayacán florecido echando hojas al vaivén de la brisa para que las culebras fermenten su veneno certero. Veo las lagunas a punto de secarse y el ganado apastado comiendo tierra pelada, pero alimentado por remotos vientos de paz. Por eso, por estar apastado en Frío de Perros, se alimenta de tierra pelada, como si ésta tuviera vitaminas.

Una mototaxi alocada me ha despertado. Estoy en el Sincelejo que heredamos del Mono Ospina. Es el día de la quema, de la que tanto hablara Alfonso López Michelsen, porque se ve el humo, pero Bajo Grande y Las Palmas no existen. Todos fuimos desplazados y hasta los lobos, las chicharras, las vacas apastadas y los venados de orejas eléctricas y desconfiadas que comen plácidamente en el mismo lugar donde antes estaba la casa grande, ya no son los mismos.

Mi mujer, que por estos días está condolida conmigo, como en la historia de Abel Antonio Villa, me ha traído en esta mañana una rebanada de pan desabrido, con una mínima pizca de dulce y café frío: pura nariz de perro. Mira la receta de la nutricionista, una burda fotocopia corregida a mano y lee la ración del día. Puedo comer una rebanada de pan, tan delgada que poniéndomela frente a los ojos, del otro lado se puede ver la luz de la mañana. Si supiera que anoche me mandé un pan de 500 pesos, de esos que ahora llaman integral, adornado con uvas pasas y lo bajé con una taza de chicha de maíz fermentado, que estaba muy dulce, de seguro pondría el grito en la cumbre nubosa de sus celos. “Me estoy desmandando”, digo, mientras pienso que el día será muy dietético, porque conforme es el desayuno, se vislumbra como será el almuerzo.

La Semana Santa en estas tierras es una tortura para una persona con azúcar en la sangre. Allí puede estar la verdadera prueba. Las tentaciones surgen por todas partes. Desde el viernes, en que los colegios entraron en vacaciones, no han hecho más que promocionar los festivales del dulce para esta parranda santa y comercial de los últimos años. Es una tradición que viene desde tiempos ya casi perdidos en la memoria de los pueblos. De niño salíamos por las calles en chagua, de casa en casa, con un recipiente en el que íbamos recogiendo que el dulce de papaya, que el de mamón, que el de ñame, que el de guayaba y de todos los menjurjes habidos y por haber, sobre todo los cabellitos de papaya. En el Palacio de la Che, la gente se aglomera a comer dulces. A la usanza de los Zenues, lo toman en sus manos peladas y se relamen los dedos, se los chupan como si fueran mangos maduros que se les deshacen en la boca. ... Y a mí, se me hace la boca agua. El dulce ahora lo veo hasta en la sopa. Las tiendas se han inventado ofertas de confites para dar las vueltas, lo mismo en los lugares donde venden minutos de celulares... Estoy atrapado en un mundo de azúcar que me hace gruñir las tripas. La lucha contra el azúcar que surca mi sangre dulce, apenas comienza.

Soltando la perra después del susto.

En este marzo he soltado la perra por primera vez, después de la confirmación del azúcar en mi sangre. Aprovechando las dos botellas de Whisky que le han regalado a mi hermano Henry Javier, nos hemos reunido bajo la mata de parra del pasillo, que trata de sacudirse del verano largo y pernicioso. Ya les dije, en este pueblo no hay más diversión que ver las nubes por la tarde burlándose de la incertidumbre del campesino que las ve pasar sin esperanzas ciertas. Beber ron y jugar buchácara. ¿Qué más? Hacer hijos a tutiplén y verlos luchar en el marasmo de la vida, sacándole el zig zag a los paramilitares y a los guerrilleros, a las malas horas y a las minas quiebra patas que pululan por los montes. Es lo que un creador entiende como la derrota del libro, porque siempre se escribe con buenas intenciones, pero nunca se sabrá de la suerte de ese hijo ni si llegará a ser leído o despreciado. El destino parece incierto porque lo más seguro es la guerra y los éxitos sean pasajeros.

Anoche fue sábado y Manuel Ramón, mi tío más emblemático, se sobró con el cuento de las culebras que le han acosado hasta decir no más. Así como va su vida, de pronto morirá de viejo y al natural, cuando su pellejo se le haya gastado y la respiración agitosa se note en las profundidades de las vísceras y el corazón para siempre. En cambio, Wilfrido, uno de mis primos más cercanos, no alcanzó a contarme el caso de la brujería que le aplicó su ex mujer, quien ahora sufre de los mismos males que le deseó ella durante catorce años de matrimonio a la fuerza. Esta parte me hace recordar el taburete de guayacán de Bajo Grande, ese que resistió todas las visitas del abuelo, las peleas de algunas verbenas, las recostadas de la tarde, las inclemencias del tiempo y el furor de la polilla y las peleas de Fido con Zuly, los perros más rabiosos de la estirpe. Por lo regular peleaban a la hora del almuerzo, cuando algún peón imprudente lanzaba un hueso. Había que separarlos con agua, porque si los pateaban cogían más rabia y se sangraban a dentelladas. El taburete pesaba más que un matrimonio a la fuerza, decía mi viejo. No se sabe dónde quedarían esos asientos después del desplazamiento forzado y es seguro, que si no cayeron en la quemazón del pueblo, en la última arremetida de los paramilitares, estén vivos todavía, soportando el uso y el abuso. Daría cualquier cosa por rescatar aquel taburete de cuero de vaca, pesado y firme, y exhibirlo como pieza de museo. Y sobre todo añoro echarme una sentada recostado en la pared de la tarde, viendo pasar el ganado que viene de los potreros y que deja su vaho de progreso en el ambiente, los campesinos que regresan en sus burros jarochos aliñados, a los niños corretear tras un barrilete pidiendo brisas caperas, bollos dulces, y las hijas de Corina, con el tanque de aceite Vivi en la cabeza, sus blusas empapadas por el agua de la laguna y sus tetas eléctricas, al descubierto.

Todos hemos sido perseguidos por las brujas. Wilfrido tiene una mente de arquitecto. Es organizado y cerebral. Parco para hablar y sereno para actuar. No habla paja, pero es orgulloso cuando quiere. Quería, en medio de la parranda, que me contara su caso, pero terminó acusándome de infundios y estuvimos a punto de irnos a los puños, cosa que nunca había sucedido en la familia. Debe ser, pienso hoy domingo de mañana, que la irritabilidad del diabético me hizo excederme en la discusión. Y él, debe estar muy apenado, porque ya es casi hora del almuerzo. Su amigo El Boludo ha venido a buscarlo para ir a ver unas vacas, pero no levanta cabeza. Dos botellitas de Whisky ponen a hablar paja a cualquiera, pero no es para tanto. Aunque a veces el guayabo es más grande cuando menos se ingiere licor. Es un mal negocio hacerle apología a este estado cantinero, porque el licor atiza más de cincuenta enfermedades y es causa de miles de accidentes. Vean, que me he puesto reflexivo, porque cuando uno tiene una enfermedad incurable, el deber es aprender a dar consejos. Y sobre todo, debe saber recibirlos y aplicarlos. O de lo contrario, no seremos huesos viejos.

Me contaba anoche mi primo, antes de la discusión, que de una bruja que tuvo por mujer se separó de un tajo. Había remedado a Miguel Brieva, el vecino, que fastidiado por los celos de Carmen Alicia, un día se le plantó y le dijo: "Carmen, te voy a dejar". Y ella, con esa pregunta inocentona, con un jaladito mexicano, le indagó: "¿Cuándo, Miguel?" Y Él le respondió: "Ya mismo". Tomó los corotos, descolgó la hamaca y se fue para siempre. Y anoche decía que yo no era capaz de dejar a la mía, que no tenía pantalones. Claro, es muy fácil, le dije, cuando uno se va a la casa de los padres y empieza a vivir en ese que es el mejor hotel del mundo. "Pero yo", le dije, "vivo solo en una ciudad lejana, sin amigos y sin parientes que me den un alojo". Enfermo del azúcar, ya casi rayando los cincuenta años y desempleado, no he tenido más remedio que bajar el moco y desempacar la maleta, mil veces echada a la calle. El pretexto para volver han sido los hijos, pero en el fondo es la falta de plata. "En enero pasado", le recordé, "fui a ver una casa donde estaba un letrero que decía: Se aceptan pensionados". Me habían llamado unos políticos corruptos para que llevara los papeles para darme un puesto. Me gasté una buena cantidad de plata en actualizar las pensiones atrasadas y el pago de riesgos profesionales y anexé catorce requisitos más. Llevé la hoja de vida y ya todo estaba arreglado. Con esa esperanza de trabajo estable me presenté en la pensión a eso de las tres de la tarde. La dueña del negocio demostró que no sabía ni pío de lo que es atender un cliente, porque no se levantó de la mecedora donde estaba arrellanada ni quitó los ojos de la telenovela que se tragaba. Ni siquiera me ordenó pasar adelante ni me dijo siéntese señor. Más bien estaba como desconfiada.

—¿Si tiene piezas? —le pregunté.

—Sí. Tengo tres cupos.

—¿Son individuales?

—No. Uno es compartido.

—¿Qué cuesta el cupo?

—300 mil pesos.

—¿Cómo es el sistema de pago?

—Uno detrás del otro y por adelantado.

—¿Me las puede mostrar?

Sin levantarse de la mecedora y sin quitar su vista un instante del televisor, ordenó a otra mujer, que por el aspecto debía ser la muchacha del servicio, para que me mostrara las piezas. Atravesamos una sala oscura y maloliente, llena de chécheres. Había un pequeño patio sin plantas ornamentales y después las dos habitaciones. La mujer abrió la portezuela y entró al cuartucho, donde a duras penas cabía la cama, esto me llenó de tristeza. La cama estaba sin sábanas y el colchón dejaba ver unos mapas de orines rancios fermentados por los años. El cuadro de pobreza lo completaba un abanico de pie, oxidado, sobre una mesita de noche. Calculé que allí no cabría mi computador, que sería, según mis cálculos de novel escritor, mi electrodoméstico más preciado; mi única compañía, si hacía trato.

—¿Y estos enchufes tienen polo a tierra? —Le pregunté a la mujer, negra y ancha, que no dejaba de curiosearme, como apenada por el desorden de la escena.

Me acordé de los tiempos de soltería en Cartagena. Vivía en una pensión ruidosa y maloliente, en la calle de las putas. Ya había pasado por esa triste experiencia de no contar con un hogar solvente y estable. No estaba hecho para vivir solo en un cuartucho sin ventanas. Me moriría de tristeza. Me mataría como el golofio de Adolfo Pacheco: libertad o muerte, pensé.

La decisión de no tomar aquella pieza en arriendo ya estaba casi lista con la excusa de no contar con polo a tierra, pero en realidad toda la situación dependía de que me dieran el empleo. Mi hermano Henry Javier sabía que esa mañana que salí correteado de mi residencia, no llevaba una sola moneda en el bolsillo.

Al regreso a la sala en penumbras, donde el televisor moderno contrastaba con la vetustez de los muebles, la dueña seguía ensimismada en su telenovela. Lo chévere de estas regiones radica en que las paredes de las casas pueden tener grietas y estar manchadas, pero la grabadora de la mejor marca no deja de sonar a todo volumen.

—Está buena la pieza, me sirve —le dije.

Al escuchar el sonido del dinero, la mujer, al fin volteó para verme con interés. Entonces lanzó la pregunta pringamosera, luego de curiosearme de pies a cabeza.

—¿Y usted donde trabaja?

—En Carsucre, una corporación que protege el medio ambiente —le mentí.

En realidad el puesto, que era más bien una corbata, ya estaba casi asegurado. Mi hoja de vida, con un premio ecológico nacional, y un perfil con experiencia, encajaban perfectamente en el cargo. Hasta el momento, mi único rival era un joven medio tonto y medio marica, recién egresado de la universidad, que era casi ciego y no encontraba enganche después de varios años de búsqueda incierta. El tipo se había equivocado de profesión. Había recorrido varios grupos católicos en la búsqueda de su propia identidad y cada vez caía en el mismo vacío. El muchacho estaba tan obsesionado con el puesto que llegaba puntual, a las ocho de la mañana, a celar el cargo y esperaba al gerente que se desocupara de otras visitas. Y siempre salía con la cara larga y la mirada extraviada. Entonces se le veía anónimo en ese río de la competencia que son las calles estrechas de esta ciudad, donde la mayoría de la gente sale a rebuscarse la vida todos los días. Esa gente, que vive el día a día, se gana algo para la comida y ese otro día sale a lo mismo. Y así sucesivamente, al punto de la tragedia.

Yo no quería emplearme con políticos corruptos. Había hecho hasta lo imposible por mantenerme aislado de esos males. Quería seguir luchando desde la independencia, sin prestarle atención a quienes se robaban el Departamento. Pero me habían llamado para ofrecerme el cargo una mañana, a eso de las nueve. Y en mi estado de correteado del hogar, me caería perfecto. Con los dos millones de pesos de sueldo estipulados en la oferta, podía inventar. Les giraba la mitad a los hijos y con el resto alcanzaría a pagar la pensión y otros gastos. ¿Para qué más? No vinimos a este mundo a acumular riquezas materiales. Solo necesitaba salud y un espacio independiente para producir, nada más. Dios se encargaría del resto. Con el computador como única compañía me bastaba.

Henry Javier, mi hermano y ángel de mi guarda, preocupado por los síntomas de la diabetes, de ese hormigueo en mi cuerpo, la sed perenne y la micción exagerada, me llamó por teléfono para que viajara a Cartagena, cuando yo caminaba de la pensión a Carsucre. Ya me tenía al especialista. Me Había conseguido los exámenes de laboratorio completamente gratis, sin necesidad de acudir a la EPS prepagada, en donde las colas eran largas y los resultados nada confiables. Además, los análisis los entregaban en una semana, por lo menos. Y las cosas debían ser urgentes, porque el azúcar iba haciendo estragos en mi sangre dulce. Inicialmente casi me matan, porque uno de los médicos había ordenado que me practicaran "la curva de tolerancia" a la diabetes. Y eso, dicen, a veces causa efectos secundarios, generando dependencia a la insulina inyectada. Y lo mío, supe más tarde, era apenas una prediabetes. Aún no había por qué inyectarse insulina.

Ese veintiocho de febrero caminaba a Carsucre con los papeles bajo el brazo, con la convicción de que yo era el elegido en el cargo, porque el senador Granados, que estaba preso por parapolítica en la cárcel La Picota, en Bogotá, había dado el guiño. Cuando entré con papeles en mano y me senté a esperar el turno, intercambié palabras con mi rival, que hacía guardia permanente en el lugar. Le cedí el turno, entró y salió con las mismas. El tipo llevaba una tristeza que casi me desmorona. Era la primera vez que me sometía a este tipo de concurso por un puesto. El gerente, alto y de bigotes, de aspecto árabe, abrió la puerta de su oficina y me llamó por mi nombre. Ya todo estaba listo. En su escritorio tenía mi hoja de vida y la orden del político, escrita a mano en un papelito, enviada desde la cárcel La Picota con un emisario. "No quiero que esto sea una corbata", le dije. "Le tengo preparado un plan para incrementar la educación ambiental". El gerente revisó los papeles y se pilló el detalle. Faltaba un certificado de la Contraloría General de la República, cuyo trámite se gastaba ocho días, por lo menos. El tipo estaba urgido por nombrarme, como si presintiera lo que se venía. Se trataba de una Orden de Prestación de Servicios, con la esperanza de crear un cargo formal, de carrera administrativa y con prestaciones legales. ¡huyyy!

—Te dispondremos de una oficina y te equiparemos de un computador —me dijo. Sabía que lo que menos les interesaba, en esa instancia, era un comunicador social. Nada de divulgación de proyectos, planes ni programas. Entre más bajo fuera el perfil, mejor trabajaban su política. Eso me hizo recordar la manera cómo fue escogido el gobernador Flavio Díaz, ya hacía seis años. Se reunieron en la oficina del gerente de Empas. Estaban el Gobernador y el Alcalde de la capital, que iban a entregar los cargos, el gerente de Empas y el senador Granados.

—Mi candidato es el abogado Francisco Mazzolla —dijo el Alcalde—. No hombre, ese tipo es marica y una vez suba a una tarima se lo van a gritar —replicó el Gobernador, caracterizado por su elocuencia y altanería. El senador Granados era un ajedrecista, un mago para armar coaliciones y cambiar resultados adversos, aunque fuera en las propias urnas triclaves de la Registraduría. Pensó enseguida en un hermano del representante Roberto Diaz, líder cívico, de ideas socialistas, proveniente de sectores populares, que se había convertido en el palo de las últimas elecciones con la máxima votación. Si lo llamaban a coalición se acababa la oposición.

—Pensemos en Aníbal, el hermano de Roberto —dijo Granados, poniendo sus cartas sobre la mesa:

—Está inhabilitado como Diputado; ya se le venció el plazo para la renuncia —dijo el Alcalde.

—Bueno, pero debe tener otro hermano —planteó Granados.

—Allí está Héctor Díaz, el del Club de Leones; el más cabezón de los diecinueve —propuso el Gobernador.

—¡No, ese tipo no sabe hablar y comete errores de ortografía hasta cuando se ríe¡ —Expresó el Alcalde, oponiéndose a la designación de éste.

—Si no habla mejor, Alcalde, recuerda que tú tampoco hablabas y ahora lo haces mejor que yo —replicó Granados.

—No busquemos más. Este es el candidato —concluyó el Gobernador. Todos dieron un porrazo en la mesa.

Mientras recordaba este pasaje y salía a la calle, me tropecé con el rival, que atravesaba la Avenida 25, como sonámbulo, entre los carros. Sentí pena por él, pero pensé que a esa politiquería que tanto daño le había hecho al departamento, había que meterle gente preparada y con deseos de hacer las cosas diferentes. ¡Pobre de aquel que sale de una universidad y no ejerce su profesión, sino que le pierde tiempo a un político para que lo meta en la burocracia sin probarse en el oficio para el que estudió, quien sabe con cuanto sacrificio de sus padres!

Viajé a Cartagena a hacerme los análisis acordados, con la intención de regresar el jueves y posesionarme en el cargo antes del primero de marzo, pero me llevaría una sorpresa. A mi regreso ya no éramos dos los candidatos, sino tres. El tercero en contienda había paralizado todo. Se trataba de una mujer joven y bonita, comunicadora social, desconocida en la ciudad, pero mujer de un Fiscal de la República. Todo estaba claro: con la mujer del Fiscal podían controlar cualquier caso en los que siempre aparecen implicados los políticos corruptos en el establecimiento. Ese día, cuando ingresé a la oficina del Gerente, el tipo ya había cambiado de pies a cabeza. No salió a abrirme la puerta ni a recibirme. Ni siquiera se levantó del puesto a saludarme.

—Perdona amigo, pero déjame llamar nuevamente allá arriba (a la Picota) porque por allí se produjo otro guiño.

—Bueno, doctor, no se ha perdido nada; si surge cualquier cosa, llámeme —le dije y me despedí.

Ahora era yo quien salía a la calle con el alma destrozada, pero con cierto aire de resignación y contento. Todo se había enredado. No se mueve una sola hoja sin la voluntad de Dios, pensé. Había tomado la táctica de no ilusionarme por nada y si me citaba con una muchacha iba a ver qué pasaba, porque la ilusión a veces trae desencanto. Pensé en retirar mi hoja de vida y marcharme, pero me contuve. Nunca en mi vida había tramitado un puesto. Los que tuve hasta ahora me los llevaron a mi casa, quizás por méritos o por amiguismo. No sé. Ahora, después de cinco años sin cargo fijo, trabajando independientemente, me había despertado curiosidad y un poco de motivación por el reingreso al mercado laboral de la formalidad, marcar tarjeta, pagar impuestos, cotizar salud y pensión, asistir a misa los domingos y saber exactamente en qué lugar quedó el Júnior de Barranquilla en el último torneo. Y yo, que criticaba a esos hombrecitos cómodamente instalados en la realidad, ahora quería ser uno de ellos. ¡Que vaina! Pero no, la motivación radicaba en que por fin podía salir de la tragedia de estar peleando todos los días contra los celos de una mujer enloquecida de amor, que viajaba con un fantasma en su carro y que veía mujeres rivales por todas partes.

Wilfrido, mi primo, no entiende esto. En medio del whisky, que ha empezado a subírsele a la cabeza, dice que no soy capaz de dejar a mi mujer.

—¿Qué piensas hacer con tu vida? —Me preguntó.

Me volví un ocho para responderle. Me di cuenta de que no estaba preparado para asumir una nueva vida en estas condiciones. Era una pregunta muy difícil de responder, especialmente para uno que, como periodista, estaba acostumbrado a preguntar y no a que le preguntasen. Enfermo, desempleado y sin recursos para mejorar la empresa, era un hombre solitario que luchaba contra el peso de una mujer celosa y contra la mediocridad de un medio penetrado por los paramilitares en asocio con la clase política y tradicionalmente corrupta, que trataba de combatir con una independencia autoflagelante. Y lo peor, no sabía cómo manejar la dieta para el azúcar. Todo se me había prohibido y llegué a pensar en dos cosas: que moriría de hambre, y que esta era una enfermedad para ricos. La misma mujer mía podría ser capaz de envenenarme para librarse de tanta fregadura. En una de sus rabietas me había amenazado con matarme; en la pelea del último carnaval. Claro que, yo sé que ella no es capaz de matar ni a una gallina, porque le teme a la sangre.

La idea de anoche, era que Wilfrido me contara en detalle cómo fue que su mujer quiso adueñarse de su vida a punta de brujerías, tal como Manuel Ramón lo había hecho con las culebras. Pero el tiro me salió culatero. Ahora era yo el que le servía de conejo de Indias a mi primo hermano, que empezó a cuestionarme rudamente. Inclusive, dijo que yo siempre me las tiraba de Juan La Verga, que me creía el más talentoso de todos...el escritor, el cantante. ¡No sirves para nada!, me gritó.

—¿Qué piensas hacer de tu vida? —Me volvió a preguntar.

Allí me arrinconó. No supe qué decirle. El azúcar me tenía acorralado. Es una enfermedad traicionera, que necesita de mucho cuidado autopersonal, y yo siempre he sido como un niño chiquito, que poco sé valerme por mí mismo. Lo mío es el arte, el pensamiento, el canto, la poesía, la joda. Otros hacen casas, planean, administran. Yo, pienso y canto. Trato de cantar y a veces no puedo. No le presté atención a lo material ni al dinero. Pienso, luego escribo. Solo así sé existir. De lo contrario, muero.

—Bueno, si no puedes vencer al enemigo, únetele —me aconsejó.

—Lo voy a pensar —le respondí.

Ya empezaban a cantar los gallos en la madrugada fría y no quedaba una gota de licor en la botella. Fue donde pude sacarle algo de su vida, tras los rastros de aquellas enfermedades que han atacado a la familia, especialmente la hasta entonces desconocida diabetes. ¿Acaso la inauguraba yo?

—Hablemos de las brujas —le sugerí.

Tenía esa incertidumbre. Siendo un tipo simpático, buen profesional, no sé cómo se enredó con esa negra liberal y malgeniada, que bebía guaro a la par de los hombres. Lo único que me llamaba la atención de ella eran sus piernas hermosas y velludas y cierto liderazgo para penetrar en las organizaciones sociales. El resto no era más que una negra cualquiera de una familia que apareció un día en el pueblo, como los fantasmas. Nadie sabía a ciencia cierta qué pata había puesto ese huevo. Claro, la única ventaja era su visión para el negocio y el haberse hecho amiga de mi tía Carmen. Pero al fin, ni para el negocio servía, pues el resto de su vida se lo dedicó a visitar brujos para mantener el matrimonio a la fuerza. Cuando Wilfrido, incrédulo hasta entonces de la brujería, descubrió que lo venían trabajando con magia negra, las cosas empeoraron, pero ya habían dos hijas de por medio.

Piero, el tío más fantástico de nuestros tíos, el más embustero de todos, recorrido por el mundo, taxista, jugador de ajedrez, billarista de lujos exquisitos, comerciante habilidoso y andariego de siempre, recogió alguna vez a una mujer guajira en la entrada del pueblo. Mientras conducía el taxi, la veía por el espejo retrovisor vestida de gitana, como las indias guajiras; toda pintarrajeada, metida en una manta Wayuu.

—¿Dónde la llevo? —preguntó.

—A la plaza, donde Consuelo Guzmán.

—¿Y usted es amiga de ella?

—Yo la visito desde hace años.

No necesitaba saber más. Piero, jugador nato de los viejos zorros de la vida, entró en sospecha. ¿Qué podría buscar una india guajira donde la mujer de su pariente? Y claro, cuando lo abordó para alertarlo, Wilfrido no creyó nada. No creía en brujerías. Siempre fue así, cuando el brujo de Peralonso se presentaba en Bajo Grande a sacar los entierros que caminaban por los potreros y se posaban en el patio, el tipo descubrió que nuestro padre tenía un sobrino incrédulo y un hijo que iba a ser cantante. El incrédulo era Wilfrido. Y el cantante jamás cantó. Los entierros que caminaban eran muy difíciles de desenterrar, porque eran espíritus del mal, que protegían una fortuna dejada por un rico mafioso. Hoy estaban aquí y mañana allá. Caminaban por los montes, por los ensilles de las lomas, como una lamparita de gas llevada por una mujer invisible que cruzaba pringamosales, zanjones y espinas con los pies descalzos, como si levitara.

Alguna vez, con el brujo de Peralonso, sustrajeron uno de esos entierros. Lo cogieron a las tres de la tarde, después de un rastreo riguroso, desde las doce de la noche anterior, cuando invocaron los espíritus del más allá. Con un mapa determinaron el punto exacto del patio en que iba a pasar el entierro a la hora prevista. Con un picón estuvieron a punto de romper el frasco, en el que había tierra de cementerio, agua salada, café, cabellos de difunto y otras yerbas para causar saladera, sufrimiento y muerte. Hacían las nueve noches de velorio a vivos que mataban a la distancia y los enterraban en los peladeros de indios para que penaran por el mundo sin hallar paz en sus almas.

—Bueno, ya viene amaneciendo —le dije.

—Mañana hablamos —me respondió ya borracho. Caminó el resto del pasillo, empujó la puerta y desapareció en la oscurana del cuarto que naufragaba en la luz precaria del televisor encendido.

Los primeros aguaceros espantan el olvido:

El zumbido del agua llegó hasta Villa Marina. El celaje alcanzó a asomar por La Cruz de Mayo. La brisa, por la tarde, tiró la ropa que estaba secándose en el alambre del patio. En los últimos días los patos se habían bañado en seco, levantando una polvareda con las alas. Los burros pequeños pegaban carreritas de felicidad y paraban la cola. La naturaleza es sabia, pero las señales de lluvia habían empezado a equivocarse. No era como antes, que como cantara el Guacabó vendría lluvia o verano seguro, según sus tonos alegres o tristes. Quizás los animales no saben que va a llover o que llegará el verano. Sin embargo, algo empieza a cambiar en su naturaleza y comportamiento. Las hormigas arrieras, previendo que viene la lluvia, atraviesan los caminos reales cargadas de hojas verdes para ir preparándose. Cuando vienen las lluvias, los barrancos se caen solitos. El trupillo en verano anuncia más verano cuando se llueve con la brisa y sus gotas frías taladran la espalda de mi padre en momentos que se prepara para el baño ciclé tico –a las diez de la mañana– sobre la pila de tierra de la laguna nueva, mientras se reposa de la ordeñada de la mañana. Entonces maldice el porvenir de estas tierras de indios, a Grecia y a todos sus habitantes. Esas eran, en aquellos tiempos de paz, señales inequívocas de que el verano seguiría de largo y sin tregua.

La lluvia se regresó de los ensilles que bordean el pueblo y la gente se "amalayó" de la mala suerte, después de tres meses de sequía. Los aljibes estaban vacíos y muchos habitantes completaban varios días sin bañarse. Se remojaban en el patio sobre una ponchera para reutilizar el vital líquido, bañar los niños, bajar los baños, regar el jardín y trapear el piso. El acordeonista que se detuvo en la puerta hedía a mulo picado de murciélago, con un olor seco que invadía toda la cocina. Era un olor a costra de sillón de mulo de carga. Es sábado 17 de marzo de 2007 y el verano sigue de largo, tal y como lo pronosticaron en el pasado los trupillos, estremecidos por la suave brisa.

No llovió ni para limpiar el zinc de los techos y suavizar la palma amarga. Todas estas tierras, de Cartagena para acá, están estragadas por el verano. Las quemas han dejado el palitroque parado como si fueran trampas para coger conejos, figurando lienzos de pinturas abstractas que ningún pintor ha plasmado en su realidad. El campesino ha hollado la quema, pero no tiene esperanzas de que la semilla germine antes de que se la coma la hormiga. Mira hacia el cielo y observa que las nubes coquetas pasan y no se detienen ni cuajan aguaceros. Si tuviera una escopeta le daría un tiro para que dejen la indiferencia. Mi viejo, que ya no tiene sembradíos ni vacas que bramen, ni que paran en los potreros mientras beben, solo quedó con la manía de mirar el tiempo pasar y pasar, sin que haya esperanza. Ya no le llueve al sucio como antes. Y él, que todo lo apunta en una agenda desde hace veintisiete años, sabe que se cumplirán 90 días sin que caiga una gota del cielo, más allá de las flores de las garzas que atraviesan el cielo de tarde y de mañana. Son como la vida misma. Van y vienen, desandando el camino andado. Los caminos de los cerdos están repisados de la hojarasca. Tejidos del sereno de la noche donde se ven más firmes las pisadas del verano. La gente se ve tan estragada como la tierra misma; va con balanzas, carretillas y burros en donde carga el agua color guarapo de las lagunas cansadas. Las familias de estos caros Montes de María, la alta, viven con un promedio de 5 mil pesos diarios. Y de ahí se gastan tres mil en agua. Muchos de ellos son desplazados que no tienen trabajo y viven del rebusque. Desde que se levantan, su primera preocupación es cómo conseguir el agua de uso diario. Hacía poco más de un mes, el quince de febrero, pintado en grafitos torcidos, el pueblo, cansado de tantas promesas, se levantó y bloqueó la carretera negra durante once horas. Uno de los compromisos del Gobierno fue traer carro tanques para surtir a la gente. Aun así, el agua ha sido insuficiente en este trayecto. Contrasta la limpieza del verano con los nubarrones del presente y todo enero ha cantado el mochuelo pico e maíz. El polvillo viste la sabana de amarillo intenso, en estampas de vida en medio de los grises de la tarde y la sed de la tierra que se cuartea por todas partes. Los gallinazos vuelan muy bajo, casi rozando los techos de las casa, haciendo cabriolas enganchados en la brisa capera, oliendo la mortecina de los ganados –burros, yeguas y vacas– que no alcanzaron a traspasar la orilla de los malos tiempos.

No llovió este viernes ni para limpiar los techos. El chaparrón no alcanzó para más. El agua zumbó por las orillas del pueblo, para los lados de Villa Marina, y de allí se regresó como si hubiera visto al tigre. El sábado se repitió la historia. Solo llovió en algunos sectores de la carretera. Aun así, la tierra todavía tenía fuerza en algunos sectores y la yerba está "morqueñando". Morqueñar, en lenguaje exacto, es reverdecer.

Había llegado a San Jacinto después de los amagos de lluvia y la gente se sentó en las puertas a lamentarse de la sequía, del amago tenaz del tiempo veranero. Los anuncios del invierno atrasado les había alegrado el corazón. Pero ahora, después del fallido anuncio de la hormiga arriera, había tristeza. En estos pueblos la única diversión son las cantinas. Mamar ron y escuchar música conversada en una terraza, es lo más común para matar el tedio de las tardes sin barriletes y sin pregones de yuca harinosa.

Desde que me descubrieron el azúcar, la cargo en la mente. Es la noticia más reciente en la familia. Todos se han solidarizado conmigo. Hemos pasado de la alarma inicial a la calma. Cada día descubro diabéticos por dondequiera voy. El vecino José Ahuyama tiene treinta años de serlo. Se baja el azúcar con dieta de limón con ajo. Está pendiente de cuando se asome para darle un garrotazo y que así no se suba más por su sangre campesina. Como yo, por donde quiera que ande, José se encuentra con manjares de azúcar, grasa y harinas. La gente lleva por las calles carretilladas de colesterol. Galletas Chepacorinas del Carmen de Bolívar, pudines de "Donde las Vázquez", tocino de cerdo ahumado, mondongo de Donde Eliécer, gaseosas frías, helados de campanitas y todo lo que antes ignorábamos. Pasábamos por la vida sin degustar esos manjares, hasta que nos descubrieron la diabetes. Ahora las amenazas aparecen en cualquier sopa y la boca se nos hace agua. Tendremos que crear un Club de Diabéticos, porque Gustavo el de Carmen, que vive dos cuadras más arriba, también la padece. En todo el mundo la enfermedad no tiene el mismo comportamiento. En algunos es psicológica. José Auyama, que es un diabético anónimo se deja caer sus chicharrones de vez en cuando. Y Ricardo Barraza hace una dieta rigurosa una vez antes de las fiestas patronales para poder soltar la perra en esos días.

—Yo solo aparto la cara cuando pasa la carretilla de las galletas —dice José Auyama.

Para matar la irritabilidad de los últimos tiempos, en que andaba como burro con hormiguillo, empiezo a mamarle gallo a José Ahuyama, el vecino, que se quedó en expectativa por las lluvias que se asomaron, le hicieron mofa y se fueron. Nunca le gustó que le dijeran Ahuyama, especialmente cuando era joven. Ahora todos le dicen así y ni se mosquea. No se irrita ya, porque le digan ahuyama.

El azúcar me ha enseñado a ser paciente.

El problema ha sido llegar a este pueblo donde se bebe guaro todos los días y no poder hacerlo. A mí, particularmente, me gustaba beber los miércoles, cuando la gente –s e deduce– debe estar trabajando. Hacía prender el picó de alta fidelidad para que se escuchara en todo el pueblo. Entonces preguntaban por quién será que ese tipo bebe a la mitad de la semana. Plata y tiempo debe tener, pensaban. Él bebiendo y las vacas pariendo, frase que me copio de Diomedes Díaz. Esa era la gracia, hacer lo diferente, ir en contra de lo cotidiano. Comprar una o dos horas de picó en la mitad de la semana era un acto machista que pocos hombres hacían.

Los sabaneros y montemarianos somos tramposos con nosotros mismos. A la hora de violentar las reglas de salud nos inventamos las mentiras más arbitrarias para participar en el concierto, para delinquir contra nuestro propio organismo. Por los malos hábitos de salud que adquirimos, desde niños empezamos a meterle toda suerte de veneno al cuerpo. Abusamos de todo. De pura vaina esa presa del corazón es tan buena que no se detiene tan fácilmente. Del tamaño del puño de la mano, desde que nacemos es dale y dale. Se detiene solo en el último suspiro. Pero nosotros, en ese métele todo lo que sepa a guiso lo vamos envenenando con la misma sangre que le enviamos, y él la envía por todos los vericuetos del cuerpo, como el mejor de los acueductos. En Las Palmas, la tierra del compositor Julio Fontalvo, la gente siempre fue más porfiada que en todas partes. No creyeron nunca en la guerrilla ni en los paramilitares. Era un pueblo fuerte y trabajador y su condición de pueblo arrasado por la violencia parece increíble. Allí conocimos al hombre más porfiado del mundo. Le decían Aníbal, La Penca. El médico le prohibía el tabaco y fumaba calilla. Le prohibía la calilla y fumaba cigarrillo. Si le prohibía la carne compraba embutidos. A los diabéticos nos prohibieron tres cosas sabrosas, el azúcar, las harinas y el licor. Y lo peor, me dijo Hernán Villa, mientras caminábamos por las calles coloniales de Cartagena: la diabetes mata el palo.

—Pero puedes tomar Whisky —dice José Ahuyama, como buen heredero de Aníbal La Penca.

—Claro, Whisky, a mí sólo me hace daño el que compro, el que me dan ni cosquillas me hace —le digo.

¿Whisky? para lo caro que está este trago. Esta es una enfermedad para ricos. Para gente disciplinada y metódica, pero yo, que no tengo tiempo a veces ni para respirar y que todo lo dejo tirado en el camino, la situación puede ser muy complicada. Es una enfermedad traicionera que ataca los órganos blancos, como los riñones, los ojos y hasta el corazón, donde se anidan los sentimientos. "Y el corazón", dice Manrique, el filósofo de La Gloria, "es una presa traicionera".

No hay más remedio que mamar gallo. José Auyama vivía en Las Palmas y ya se ha dicho que cuando niño le molestaba que lo llamaran por el sobrenombre. Una tarde que venía de Loma de Vázquez, la finca de sus padres, con una carga de ahuyama, el campo de fútbol estaba tejido de gente observando un partido entre Bajo Grande y Las Palmas, el clásico regional. Invariablemente tenía que pasar por la orilla del campo. Así que cuando lo vieron, alguien le preguntó:

—¿José, que llevas en esos costales?

Y él, sorprendido por la pregunta, creyendo que le iban a mamar gallo con su carga de ahuyamas, contestó:

—Unos animalejos.

Así sorteó aquella trampa, pero no evitó llevar aquel remoquete por todo el mundo en toda su perra y dulce vida.

Después del amago de lluvias quedamos en la puerta hablando de la diabetes y de las porfías de la gente. Su padre, recordaba, envió a Pedro Pablo a comprar una libra de grapas a Jesús del Río. Todo el camino fue practicando las palabras para que no se le olvidara la frase, pero se dio un tremendo tropezón en el Arroyo del Mico y terminó diciendo gránpulas, en vez de grapas. Cuando llegó a la tienda dijo:

—Señorita, hágame el favor y despache una libra de gránpulas.

—Pedro Pablo, no se dice gránpulas, se dice grapas.

—Bueno, señorita, sea grapas o sean gránpulas, usted despache, que yo no he venido a matricularme en el colegio.

Un día iban cazando animales de monte por Loma de Vázquez y se encontraron un morrocoy. El primero en verlo fue su amigo, quien le dijo:

—Mira Pedro, un morrocoy.

—No se sabe, respondió Pedro.

Lo tomaron y al voltearlo era una hembra.

—Viste, que no se sabía. No era un morrocoy sino una morrocoya, dijo Pedro.

Pedro Pablo era tan porfiado que jamás se casó. Con las mujeres que tuvo solo se acostó una sola vez. Decía que después de la primera vez ya la mujer no tenía cosas nuevas por descubrir. "Ya no tenía nada más que comer". Y de los besos que se le daban a una mujer, como el poeta, decía que solo eran rescatables dos: el primero y el último.

Habrá que andar con cuidado en la parranda que ya se está armando en el patio de la casa. El cajero y el guacharaquero han llegado con ganas de beber y los ojos les saltan de sed; sed de rones. Henry Javier, que está aprendiendo a tocar acordeón, ha traído dos botellas del más bueno de los whiskies. Por primera vez, después de las últimas cervezas de enero, pruebo un trago, sin arrugar la cara, y seguimos.

—¿Te pegas uno? —Preguntó Henry Javier.

—Claro, vamos a empujárnoslo, a mí solo me hace daño el que compro —le respondí.

Entonces nos pegamos una cogía. Definitivamente, Manuel Ramón, mi tío, el cantor, tiene la mosca buena. Apenas íbamos a descorchar la botella cuando se asomó en el pasillo. Su presencia siempre nos alegra. Cuando nos reunimos es un hombre muy ameno y conversón, que sirve el trago, empuja el carro cuando nos varamos, abre los portillos y canta rancheras en la misma tonalidad que las grabó Pedro Infante o Antonio Aguilar. Me interesa seguirle el rastro a su sangre, que es mi propia sangre. Es el hijo más parecido al abuelo materno, que murió ciego, de noventa años exactos y luego de tomarse un trago de ron. Su ceguera lo mató porque le amarró las piernas. Se encaprichó y se le descompuso el genio. ¿Acaso su ceguera se la produjo una diabetes que nadie le descubrió? No se sabe, pues nadie le hizo la prueba de glicemia que hacen ahora. ¿Pero cómo? Si era un tipo que cargaba una alegría innata; era hablador fuerte, bebedor consuetudinario y siempre fue magro. Claro, sus peores enemigos fueron las brujas y las culebras. Como a Manuel Ramón, que ahora estaba con nosotros. Lo mordieron tres de esos animalejos ponzoñosos.

Era una lástima que no tuviera la cámara de televisión para grabarlo, porque le había pedido, en medio de la parranda, que me narrara sobre las tres culebras que le picaran en su vida. Y como si estuviera esperando la pregunta, empezó a narrar con una sabrosura extraordinaria. Trataré de interpretarlo de la mejor manera, sabiendo que jamás alcanzaré la gracia de su verbo y de sus gestos... y menos de su canto, perdido en el anonimato de un pueblo cantor por excelencia. Ya, a estas alturas –cumplió 74 años, el pasado nueve de marzo– no morirá mordido de culebra ni de diabetes. Eso está claro.

—¿Cómo sobrevivió a la picadura de tres culebras? —Le pregunté.

Y él, mientras se empinaba el vaso de whisky seco, respondió:

—Porque ninguna medía once cuartas y media.

Ninguna de las culebras que lo mordieron pasaba de tres cuartas. Pero eso no deja a un lado la posibilidad del peligro de muerte. Algunos curanderos les temen más a las pequeñas que a las grandes. Todo depende de la predisposición del cuerpo a ese veneno y al lugar en el que la serpiente encaje sus colmillos. La culebra grande tiene la ventaja de que es capaz de repetir la mordida cuando tumba a su víctima. Prácticamente la remata en el suelo. La primera que le picó fue un patoquito. Esta es una culebrilla muy briosa, color tierra y curtida, que abunda en las rozas de yuca y acostumbra ocultarse en la hojarasca. Esa lo mordió en una mano. La segunda también fue un patoco, e igualmente le mordió en la mano. La tercera fue la más complicada. Lo mordió en el dedo meñique del pie derecho. Esta fue la que le dio más duro y como por los días de la parranda estábamos en luna llena, le daban picadas en el dedo gordo del pie derecho. Era una mapaná rabo seco barba amarilla.

La primera le sirvió para reconquistar a Mercedes, su mujer, que llevaba más de un mes sin hablarle. Eso fue en el propio rancho de la finca Cerrolandia, en las faldas del cerro de Maco, en 1988. Eran las nueve de la mañana cuando puso a hervir un hueso en el fogón para el almuerzo. Pensó que con limón era más sabroso el caldo, así que salió del rancho y se dispuso a recoger los limones. Fue cuando vio el patoco, enredado en las ramas. Enseguida tomó la rula y lo mató. Lo recogió con una vara, balanceándolo en el aire y fue a botarlo en la falda de la ladera, más abajo del rancho. Se puso a arrancar el ñame de cosecha. Ya había arrancado el primer quintal cuando sintió una rasquiña en la mano y observó una gota de sangre que no se le detenía. Se chupaba el lugar y la gota brotaba como por encanto. Fue cuando se percató de que no estaba herido por una espina del limón, sino que cuando descubrió al patoco en la rama del limonero, ya lo había mordido sutilmente.

—Caramba, casi me muerde —dijo cuando lo vio.

Pero ya estaba mordido. No se alarmó y siguió arrancando el ñame, hasta que completó la carga y se fue para el rancho. Estaba de suerte ese día porque encontró el fogón en llamas. En el tiempo que duró arrancando el espino, desde que puso a hervir los huesos, ya el fogón se hubiese apagado, pensó. De seguro Ovidio, quien compartía el rancho con él, había llegado, había atizado el fogón y luego se había ido para su roza. Era razón pura su pensamiento, aun picado de culebra.

Salió ~~afuera,~~ a la claridad de la explanada y gritó a Ovidio. Y claro, Ovidio apareció inmediatamente, porque pensó que ya estaba el almuerzo. Pero, tío Ramón estaba era picado de culebra. !Qué lástima! ¡Con hambre y este sol tan caliente!

—Soy de buena por ese lado. Ovidio tenía una contra para el veneno de culebra en la mochila —recordó, mientras levantaba el codo—. Allí mismo se empujó un trago, a pico de botella.

—Entonces nos vamos enseguida —dijo Ovidio—.Se malogró el almuerzo— continuó diciendo.

Mi tío es terco. Primero aperó su burro, le encimó los dos quintales de ñame y cinco gajos de mafufo. San Jacinto está a cinco horas subiendo el cerro y a cuatro bajándolo. Salieron para donde Emiro Pimienta, un curandero de la zona con quien tenían confianza. Caminaron una hora bajando hasta llegar a la finca del curandero. Fue allí donde mi tío sintió los primeros mareos y unas picadas en el codo.

—Ya el veneno me está llegando al codo, porque siento unas picadas —le dijo a Ovidio.

Pimienta examinó la contra y al mordido.

—Ya estás curado —le dijo.

Le recomendó que siguiera bajando para el pueblo, que él se lo alcanzaba en el camino. Pero el burro de tío era brioso y no se lo alcanzó. Era para darle confianza, porque Ovidio y el brujo lo siguieron solo con la mirada. Ya iba curado, pero en asuntos de culebra jamás se sabe el curso del veneno. Hay hechiceros que dañan la cura y el bajo de la mujer es mortal.

Tío llegó a su casa en el Barrio Abajo y no halló a Mercedes, que era lo mismo que estuviera o no, porque no le hablaba, celosa por una muchacha de veinte años que había conquistado a punta de rancheras y de endulzarle el oído con promesas. Le había ofrecido una casa de veinte mil pesos en el corregimiento de Arenas cuando ya todos se desplazaban, pero una casa era una casa en cualquier lugar del mundo y la muchacha se entusiasmó. Mercedes estaba visitando a su madre enferma en el Barrio Coco Solo, así que el encargado de conocer la noticia de primera mano fue El Mono, su hijo mayor, que vivía al lado. "Le dije al Mono que le avisara a Mercedes que estaba picado de culebra". El Mono pasó a Coco Solo a llevar el aviso con mucho sigilo, pues los picados de culebra tenían que guardar el secreto hasta estar convencidos de que estaban curados, so pena de que un enemigo dañara la contra. Y claro, al saber la noticia, Mercedes se asustó, se le olvidaron los celos y regresó a casa.

Querían estar seguros de la contra y mandaron a buscar al primo Alberto Fernández, alias el Quinina, que vive dos cuadras más abajo, en el campo de La Bajera. Alberto le dio dos tomas de las puras y amargas y se fue.

No obstante que al padre también lo habían picado tres culebras, Manuel Ramón mostró ingenuidad: se acostó con Mercedes esa noche, aprovechando que ella le había devuelto las palabras.

Alberto Fernández era madrugador, así que le puso cita a las cinco de la mañana, pero tío ya estaba despierto cuando llegó. Antes de que el curandero tocara la puerta, se tiró de la cama. Fue allí donde el mundo se le oscureció. Lo atacó un mareo fuerte y se fue de cabeza contra la pared. Cuando salió a la luz del patio, ya Alberto venía entrando por el portón del corral. Estaba verde de la palidez y Alberto lo notó.

—Ajá Manuel Ramón, ¿qué te pasa?

—Nada, fue solo un mareo —le respondió.

Alberto se pasó las manos por la cara, preocupado. Claro, como no se le había ocurrido advertirle que el bajo de la mujer era peor que la propia picada de la culebra.

—¿Estuviste con Mercedes anoche?

—No, dormimos nalga con nalga —dijo mi tío.

—Acostarse con la mujer, aún sin casarla, es malo —fue la segunda lección de la experiencia. Alberto le dio una segunda toma amarga y se fue.

Tío refirió una experiencia de Mercedes, su mujer, y de Toña, su cuñada. Ambas estaban preñadas. Juana de Nestico y Toña de Jorge Luis. Estaban en el rancho de Peralonso cuando descubrieron una reinita, una culebrilla muy briosa. Fue donde se les ocurrió hacer la prueba. Toña era más animosa y en un instante se la saltó por encima, haciéndole morisquetas con la falda. La culebrilla se fue estirando hasta que quedó paralizada. Al ver a Toña, Mercedes se animó, entonces le sacudió la pollera y la remató. Supieron que los fetos iban a ser varones, porque la culebra murió bocabajo. Cuando se trata de hembras, la culebra muere con el vientre blanco hacia el cielo: bocarriba.

—¿Qué te dijo Alberto antes de irse para el monte? —Le pregunté.

—Estaba tan seguro de la cura que me dijo: sal de la cama y pasea las calles. Si te preguntan si estas picado de culebra di que sí, porque ya estás curado.

Así sucede con la diabetes. Lo malo es encapricharse y dejarse coger de la dieta y de la irritabilidad. Hay que salir a la calle para pasearla, caminarla y sentirse orgullosos de ser un bulto de azúcar ambulante. Yo estaba muy interesado en más historias. La noche estaba fría, porque el aguacero del sábado había sido más grande, aunque no terminó de lavar los techos de la casa. Tío se relamía los labios cada vez que se empujaba el trago y se recomponía el sombrero vueltiao–zenú. Se veía gallardo a sus 74 años recién cumplidos.

—Y la segunda culebra, ¿cómo fue?

Manuel Ramón se recostó en el horcón, puso la botella al lado, lanzó un escupitajo sobre la oscuridad del patio, se limpió el bozo con el puño de la camisa y continuó:

La segunda culebra fue otro patoco y casi en el mismo lugar, hace cuatro años. Luis Carlos Guzmán le estaba alcanzando unos aguacates en las faldas de Cerrolandia, cuando voló una pava congona de un matojo. Se bajó del palo de aguacate donde estaba y llegó corriendo al rancho en busca de la escopeta. Luego regresó corriendo con la escopeta, falda abajo, con los perros, en persecución de la pava que inmortalizó el maestro Andrés Landero en una bella cumbia. Tío le dijo que no se demorara porque la yuca ya estaba a punto para el desayuno. Salió a buscar unos limones para echarle al pescado, porque se iban a comer una viuda y el limón es el mejor aliño para matar el olor del bocachico.

—Cuando pasó con los perros, de regreso, porque la pava se le fue, yo ya me estaba chupando la sangre.

—¿Te picó otra vez una culebra en el limón?

—No, esta vez estaba alzada en un tronco de guácimo.

Cuando se dirigía con la rula al palo de limón se le ocurrió echarle más leña al fogón y cambió de rutina. Vio el tronco aparente y le caminó. Trató de cogerlo con la mano izquierda y darle con el machete de derecha, pero la culebra es más briosa que el pensamiento. Cuando trató de sacar la mano ya lo había mordido. El ofidio estaba enroscado en la punta del tronco, en espera de lo primero que pasara a su lado para atacarlo o quizás a la espera de un bocado de comida (una tierna mariposa de verano). La reacción de tío fue de rabia. Tomó la rula y la cortó en dos, quedando la culebra sembrada: encajada en la ranura del tronco. Allí la sacarán las piguas, pensó.

—Caramba, se dañó la cogida de los aguacates —dijo Luis Carlos.

—Vámonos para el pueblo —repuso mi tío.

Se repetía la historia. Desde la primera experiencia, dispuso de una botella de contra colgada en el alero del rancho. Sólo fue caminar unos pasos y tomarse un trago. En este instante de la historia, mientras Wilfrido escucha vallenatos de Diomedes Días, tío nos hizo las muecas de aquel instante. Tomó la botella, se sirvió un trago doble y dijo: "Me empiné la botella con ansias, más que si fuera un trago de ron". Ensilló El Buque, un burro que tenía mucha fuerza y se vino para San Jacinto.

—Vaya a que le den otra toma donde Alberto Fernández, porque la culebra siempre tiene complicaciones —le dijo Luis Carlos.

Después de una hora de camino, bajando el cerro, Llegó donde Alberto y le dijo:

—Primo, estoy picado de culebra.

—¿Y qué has tomado?

—Me tomé dos tragos de esta contra —le respondió, mientras sacaba la botella de la mochila.

El brujo examinó la contra: puro ron blanco con un tripajo de varias raíces amargas. Asintió con la cabeza y le dijo:

—Hombre Manuel Ramón, tú estás más curado que Gaviria.

Han pasado los años y Tío no sabe por qué el brujo le dijo que estaba más curado que Gaviria. Lo único que le recomendó fue que se llevara un poco de sal y que la fuera lamiendo en todos los cruces del camino. Más tarde supo que la sal era para que no se pasmara, porque el ron de la contra lo llevaba en temple. Iba casi *ajumao*.

—Vete andando, que yo te alcanzo —le dijo el brujo en aquella ocasión.

Pero tampoco se lo alcanzó. Su burro era brioso, casi un carro, y bajando la loma arriaba mucho.

Manuel Ramón siempre ha tenido suerte. Cuando llegó a las primeras calles del pueblo, esas que parecen incrustarse entre las faldas de los cerros, se encontró con el hijo de Mustafá, y lo envió en una moto para que llevara la noticia. El muchacho llegó donde su hijo Adalberto y le prestó 30 mil pesos. Luego se rencontraron, antes de llegar a la plaza. Se acordó, en ese instante, de que el curandero no pide plata en efectivo. Por lo regular, siempre recibe una botella de ron blanco para echársela a la contra. Compró una de Ron Popular, en la tienda de Amado Flórez, se pegó un trago pensando que era el último que se tomaba y encaminó el burro hacía La Bajera. Entró a la casa por el patio, sin que nadie se percatara de su llegada. Desensilló el burro, atravesó la cocina desierta y penetró en la sala. Su hija Charito hablaba por teléfono.

—¿Y Mercedes? —Preguntó a la niña.

—Estaba en el hospital viendo a la mamá, que tuvo una recaída —le contestó ésta.

—Cahry, ¿con quién hablas? —preguntó en tono distraído.

—Con tu hija Vilma, desde Barranquilla —le volvió a contestar.

—Aprovecha y dile que estoy picado de culebra —ordenó con voz de trueno.

A Charito se le cayó el teléfono de las manos.

Mandó a Charito donde Alberto Fernández, pero no estaba. El que si se encontraba era el que había sido su maestro. Su hermano Walfredo, que acababa de llegar de Barranquilla, después de nueve meses sin venir al pueblo. "Había venido expresamente a salvarme a mí", dijo Tío, mientras agarraba la botella para otra ronda. Estaba más curado que Gaviria.

Ya eran las doce de la noche y seguíamos alelados en el relato de Manuel Ramón, mi tío, que servía el trago a su antojo, mientras su verbo seguía de largo, sin cambiar el acento firme y sabroso, como el abuelo; sin cambiarle una coma a sus cuentos culebreros. Siempre que los repetía eran los mismos, sin omitir detalles. Y mi padre, acostumbrado a acostarse con las gallinas, se había mantenido firme, alternando la tertulia con la televisión regional. Aprovecha para entrar en la conversa en el momento en que Tío ha ido a escurrir el cacho. Recordó que tendría doce años, cuando bailó sobre una culebra y no le picó, de suerte. Su padre, o sea nuestro abuelo, era un hombre receloso que jamás los dejó pisar en el suelo "con la pata pelá", como tampoco les permitió jugar a la pelota en las calles. La enseñanza fue para el trabajo. El mejor juguete fue un machete, un hacha y un garabato. A lo sumo una balanza para transportar el agua o un rejo para ordeñar las vacas. Aquella vez, en La Prusia, como le decían a una de las divisiones de la finca Frío de Perros, el algodón crecía con vigor, hasta tal punto que ya no eran matas, sino arbustos que sobresalían en la yerba guinea limpia. Habían contratado al viejo Héctor García para que comandara la tropa en la recolecta de la mota. "¡Cuidado con las culebras, miren para abajo!", les recomendó el padre antes de irse para Zambrano. ¡Qué va!, el recolector de algodón lo primero que hace es embelesarse en las motas que sobresalen arriba, erguidas hacia el cielo. Mi padre, de 12 años, le iba dando la vuelta al arbusto tomando las motas más altas, e iba depositándolas en un costal atado a su cintura, pero García, que estaba advertido y era veterano, se percató de la culebra. La tenía tan pisoteada que le había quitado el pellejo con las suelas del zapato.

—El viejo rezaba la finca antes de irse —explicó.

El rezo del abuelo era tan poderoso que las culebras se morían solitas en las pajas. Se enroscaban en una mata frondosa a dormir el sueño eterno. Por lo regular, rezaba tres de las cuatro esquinas de la finca para que los ofidios pudieran irse por la que quedaba libre.

—Las culebras allí no mordían. Las encontrábamos muertas en las pajas —explicó papá.

Viendo el interés que despertaban sus apuntes, continúo. Mi viejo, a los catorce años, mató su primera culebra. Era una cascabel, quizás la más venenosa de todas, pero dormilona como la boa. Esa vez tenía una burra sogueada en la orilla de la roza, en la misma finca, cuando observó el inmenso ofidio de 14 cuartas. Le lanzó una piedra y el animal inmediatamente se enroscó, dispuesto para el ataque. Héctor García, hijo menor del viejo campesino que le había dado el aviso, a la vez que cogía el algodón, tendría 10 años y estaba en la parte baja del paraje. Le gritó que le cortara un garrote para matarla. García cortaba la vara mientras él la vigilaba. El muchacho le trajo la vara. La tomó por una de las puntas, se arqueó para asestarle el golpe, pero lo hizo con tanta fuerza, que en el primer intento, el objeto se partió. No existe otro animal más peligroso que una culebra herida. El ofidio salió directo hacia donde estaba sogueada la burra, mientras a mi padre le temblaban las piernas del miedo. Herida mortalmente, la culebra se metió debajo de una basura, dejando la mitad afuera. Allí la remató, aterrado del miedo.

En el lugar también abundaba la boa, una culera que alcanza longitudes descomunales y era capaz de tragarse un venado entero. En tales casos, lo único que le quedaba afuera eran los cuernos, que se le pudrían en la boca. El narrador destacaba, en medio de la charla, la agilidad de una serpiente para cazar un venado. "Cierta vez cazaban un venado con los perros, que lo acosaban arroyo abajo. Cuando ya casi lo alcanzaban, el venado cayó en el lazo de una boa. La culebra arma su lazo con tanta exactitud, que la víctima mete su pata exactamente en su horca y por más que berree, salte, brinque y pee, no logra zafarse". Recuerda que fueron impresionantes los berridos que lanzaban el venado y los perros. Éstos, al ver que el cérvido había caído en la horca de una culebra, salieron espantados. "Cuando mi abuelo llegó al lugar de la tragedia, ya la culebra había estrangulado al venado. Inmediatamente le dio al ofidio un machetazo en la cabeza y al animalito, pero éste ya estaba muerto. Se salvó de los perros y de la boa, pero no de la muerte". "Bueno, no era un animalito; era tan grande que el cuero fue estacado en la penca de colgar el tabaco. El abuelo viajó especialmente a Tenerife, Magdalena, donde la prenda tenía buena cotización".

La conversa era tan buena, que se me había olvidado la diabetes:

—Bueno ¿y la tercera culebra que te picó? —le pregunté a mi tío, que seguía atento a la botella. Y él, con el turno en la mano, primero tomó el frasco de Whisky, lo levantó a la altura de sus ojos y observó que todavía quedaban dos dedos. Entonces prosiguió el relato.

Esta había sido la culebra que más problemas le causó y por la que todavía siente un hormigueo en el tobillo. Miró la noche lluviosa por el alar del rancho y dijo:

—Especialmente en estos días de luna llena...

Mi viejo lo corrigió. Ya iba menguante, después del eclipse del pasado fin de semana.

Bueno, de todos modos, fue el 28 de marzo de 2005 en Cerrolandia, que más bien debe llamarse Cerro de Las Culebras. Su hijo Javier y su cuñado Joche Pérez estaban preparando las varas para alcanzar los aguacates de la primera cosecha. Como siempre, mi tío preparaba los alimentos y atizaba el fogón. Observó que la yuca ya hervía en la olla y que estaba casi a punto de echarle el bocachico. El menú era una viuda de pescado, de modo que fue a buscar los limones en la orilla del rancho para matarle el olor. En este punto creo que mi tío ha estado toda la vida así por terco, por no aprender la lección. Iba a pie descalzo en el país de las culebras. Y obvio, entre el rancho y el palo de limón, sintió el pinchazo. Sacudió el pie pensando que era una rama de espinas. Cuando miró bien, la culebra le colgaba, pegada en uno de sus pies. Se le había quedado pegada a la altura del tobillo. Era una mapaná rabo seco barba amarilla, de tres cuartas. Mucho más peligrosa que un patoquillo. Esta culebra remata a las víctimas cuando las hace caer en la primera picada.

—Javier, ven que me mordió una culebra —gritó.

Javier llegó al lugar en el acto, con la rula en la mano y convirtió al animalito en picadillo; con rabia, como si en cada machetazo se vengara de todas sus generaciones.

Se cumplía el mismo ritual de los casos anteriores. El trago de contra. El aliño del buque (el burro) y la llegada al pueblo. Fue duro pasar por el sector del mercado viejo, en la esquina de La Trampa, donde lo empezaron a atacar fuertes mareos. Pensó que esta vez no se salvaba y que exactamente a esa hora, la hora de los entierros, lo estarían pasando en 24 horas exactas al cementerio de los godos en el cajón de cativo. En mi pueblo entierran a las diez de la mañana o a las cuatro de la tarde.

Y las cosas iban a ser muy distintas a las anteriores. Esta vez no encontró a ninguno de los curanderos de confianza, quienes hacían parte de los desplazados que se habían refugiado en Barranquilla, huyéndole a la mala situación y a los muertos que iban cercando el sector. En casi todas las residencias del barrio de La Bajera había habido uno, dos y hasta cuatro muertos por la violencia.

En su casa estaba su sobrino Wilfrido, quien se ofreció a llevarlo al Hospital en su moto. Fue el peor error de su vida. En estos hospitales burocratizados no atienden a la gente que no posee ficha. Mi tío no sabía de Sisben ni de fichas. Solo sabía que estaba mordido de culebra. Wilfrido alegó que era urgente. Entonces lo internaron de emergencia. Fue cuando empezó la búsqueda de la cura. No había suero antiofídico en San Jacinto, ni en El Carmen de Bolívar ni en San Juan, tres bellos pueblos del cultivo de lo real. La infantería de Marina tampoco consiguió. A las cinco de la tarde ya tío veía cocuyitos en el ambiente. Tenía hambre y sed. No le permitieron comer ni beber. Lo único que le hicieron en todo este tiempo fue limpiarle la herida con alcohol antiséptico y merthiolate. Eso sí, habían logrado alarmar al pueblo con la noticia fresca de que en el hospital había un mordido de culebra.

—¿Y quién es el picado de culebra? —preguntaba la gente.

Mi tío confiesa esta noche que se ha salvado de tres mordeduras de culebra por pura suerte. Porque le cae bien a la gente. Porque ha tenido la contra a la mano y porque sus primos han sido buenos curanderos. Pero esta vez le correspondió viajar a Cartagena en busca de la cura. En ese momento salía una ambulancia expresa con dos gemelos que habían nacido con problemas respiratorios. Aprovecharon y lo remitieron a Cartagena, sin avisarle a Mercedes ni a sus hijos.

En Cartagena fue el mismo cuento. No había suero antiofídico disponible. Una enfermera con cuerpo de hombre se encargó de vigilarlo toda la noche, sin dejarlo beber ni comer. A las nueve de la noche la colonia de San Jacinto en Cartagena, con ciertas influencias en el sector salud y a sabiendas de que el hombre que estaba mordido de culebra les animaba las parrandas con hermosas rancheras, se movilizaron. Fueron a una Fundación denominada Farma Ser. El gerente, inicialmente sacó el pretexto que no tenía carro para movilizarse y abrir las bodegas a esa hora. Fueron a buscarlo, lo llevaron y lo trajeron. Pronto estuvieron ante el mordido de culebra. No le llevaron un frasco, sino cinco.

Sobraron los médicos sanjacinteros en el hospital. Del pasillo de mala muerte donde estuvo desde su llegada, viendo cadáveres ambulantes y percibiendo malos olores, más la cara dura de la enfermera con aspecto de macho, lo subieron al cuarto piso y lo acomodaron en un buen cuarto refrigerado. En las tres horas que estuvo en el pasillo, por donde desfilaban las tragedias de todo el hospital, vio morir a tres personas, entre ellas un mordido de culebra.

Entre los paisanos que llegaron a verlo estaba su sobrino Javier, quien le preguntó qué era lo que tenía. Y Tío, como si estuviera esperando esa pregunta desde hacía años, respondió:

—Yo lo que tengo es hambre.

No lo habían dejado comer ni beber agua en todo el día. En su estómago lleno de humo estarían los restos de los frijoles cabeza negra y el arroz bolado de la cena del día anterior, receta que había heredado de “Mamá Tera”, que tenía una sazón de más de doscientos años, tan viejo como el arroz de tarde. La culebra lo mordió precisamente cuando preparaba una viuda de pescado para el desayuno y se alistaban para tumbar los primeros aguacates. Miguel Carval, uno de los médicos del grupo, conceptuó que sí podía comer. Entonces Javier le mandó a comprar un pollo, que Tío devoró como si fuera el último.

Claro, faltaba la pregunta del millón para concluir la historia:

—Y después ¿qué pasó? —le pregunté.

—Me vine para Sitio Nuevo a beber ron.

Saqué por conclusión que las culebras eran menos peligrosas que una mujer celosa y menos aún que la diabetes silenciosa, la que no se ha descubierto todavía, pero que muchos la padecen sin sentirla. El 35 por ciento de quienes la padecen, aún no lo saben. Allí mismo le estampé la otra pregunta:

—¿Por qué no había muerto mordido de culebra?

—Porque no me picó nunca una culebra de doce cuartas y medía que estuve a medio paso —respondió Tío, con esa sonrisa de artista, mientras servía otro trago.

Yo creía que el tipo que le vendió Cerro Hermoso a mi tío tenía esa tierra aborrecida, porque casi se la regaló. Con el terreno que vendió cerca del pueblo, que eran veintidós hectáreas, compró las 52 cabuyas en los cerros. Genaro Valverde, primero lo invitó a beber para negociar la tierra, pero mi tío en cada trago que se bebía le ofrecía menos. Muchos años después, se enteró de que el hombre le había tomado desinterés a la finca porque una culebra le había matado al hermano más querido. El ofidio no le dio chance; era una mapaná de doce cuartas que lo tumbó en la primera mordida. Una como esa se metió una noche en el rancho y mi tío la tuvo a un jeme de donde se encontraba. Con este cuento cerramos la noche, porque ya eran casi las doce y debíamos hablar de brujas.

—¿Cómo fue, Tío? —le pregunté.

Mi tío volvió a tomar impulso para servir el trago. Yo no lo dejé. Le quité la botella a mitad del camino porque un narrador como este debe ser bien atendido. Entonces empecé a repartir el trago, mientras le escuchaba:

Siempre le gustó ser notado. Ordenaba prender el pick up de alta fidelidad los días hábiles de la semana para que la gente preguntara por el hombre que bebía el día que le daba la gana, ponía música y mandaba. Aquella vez había bebido desde el martes y paró solo el domingo. Por vergüenza se fue a Cerro Hermoso el lunes, pero el guayabo no lo dejó levantar cabeza. Colgó la hamaca y se puso a descansar. Tenía dolor de cabeza, el mundo le daba vueltas, anhelaba una Coca-Cola bien fría. ¿Pero, tienda dónde? Estaba a cinco horas del pueblo, solo y enguayabado en un rancho sucio. Se le había ido el apetito, pero hizo el intento por echarle algo al estómago. Se levantó, preparó una libra de cerdo y puso a hervir una libra de arroz en un caldero. A las cinco de la tarde revolvió el tocino con el arroz y le echó bastantes ajíes para aliñarlo. El conjuro olía bien, pero no le pasaba. Tapó el cocido y, mientras esperaba, se recostó en la hamaca y se quedó dormido. El sueño fue tan pétreo que ni siquiera tuvo energías para soñar. Se ausentó totalmente del mundo, sin sentir la brisa en el ala del rancho, ni el rebuzno del burro, ni el olor del tocino que se recalentaba en el caldero.

Despertó a las doce de la noche con mucha hambre, pero se acordó de las culebras. Se guió en la oscuridad del rancho con el rescoldo del fogón. Encendió un fósforo y llegó hasta donde estaba la lámpara de gas, al lado de uno de los horcones del rancho. La prendió, maldiciendo a los bizcos, unos vecinos que utilizaban el rancho en su ausencia y eran lisos. Habían colocado muy cerca del fogón el butacón que el Mono, su hijo, había fabricado de una inmensa raíz. Era una reliquia botánica. La raíz tenía forma de butaca y solo fue emparejarle las patas y ya tenían un butacón colonial que llamaba la atención de los visitantes. Quien lo puso cerca del fogón, a lo mejor tenía frío y se calentó con la candela como si fuera una chimenea. Caminó hacia el horcón esquinero y tomó la botella del kerosene para alimentar la lámpara. En ese instante observó algo blanco a su lado. Era un objeto parecido a un trapo, que al acostarse en la tarde no estaba. Se sustrajo el foco de baterías de la pretina y alumbró. Era una inmensa culebra mapaná rabo seco blanca, enroscada, en espera de su víctima. Apenas percibió la luz le brillaron más sus ojos y mostró una lengua delgadísima con la que se limpiaba los colmillos. La culebra era un montoncito alto que mi tío explicó poniéndose de pies. Encandilada por la luz, la culebra se esponjó, encogiéndose como un acordeón, en espera de atacar. Mi tío se acordó de que la culebra brava se sube por el chorro de la luz. Entonces apagó el foco. En la obscuridad se fue guiando por los instintos. No se atrevía a tomar la rula que estaba recostada en el horcón, temeroso de que la culebra lo alcanzara de un solo mordisco. El miedo lo aturdía, pues de ese mismo lugar había retirado la botella del gas sin saber que la culebra lo vigilaba. O de pronto estaba dormida a la hora en que tomó la botella. Lo cierto era que con la culebra allí no podía tomar la rula. Encontró una rama larga de tumbar aguacates. Era la vara más cuidada del mundo, pero ya habría la oportunidad de cortar otra. Se puso las botas, tomó la vara, se fue acercando a la culebra y cuando la tuvo a la distancia justa se arqueó y le lanzó el primer garrotazo. No le dio por la oscuridad del rancho, porque un gancho le había desviado la vara. La culebra, embravecida, se levantó medio metro sobre ella misma, dispuesta a atacar, pero mi tío ya estaba activando la vara, ahora sin el impedimento del gancho. Le dio tantos golpes en la cabeza, que esta se le convirtió en una arepa inmensa. No durmió el resto de la noche. Pensaba en que la culebra pudo haberlo matado en la primera levantada. Era posible que esa era la hembra y que el macho estuviera por allí, merodeando. Al día siguiente, al levantarse, lo primero que hizo fue medir la culebra. Tenía doce cuartas y media.

—¡Caramba, de la que me salvé! Esta si me hubiera matado —dijo, ensillo el burro, prendió un tabaco y se vino al pueblo.

Viajando con el azúcar.

Los carros son como los hombres. Los encamisan, les arreglan el cigüeñal, tienen brazos y patas. Cuando se les daña el piñón, no arrancan. Se enguayaban. Cumplen su ciclo vital por etapas bien definidas. Ellos, como los animales de carga, terminan pareciéndose a sus dueños. Se acostumbran a su ritmo de vida. Tienen tijeras. Si se les enseña mal, mal viven. También los comparan con las mujeres, o al revés, que las mujeres son como lo carros, dicen los machistas cantos vallenatos. Y también tienen culata, como las escopetas.

Por una de esas culatas, el maestro Adolfo Miguel, el poeta de María la Alta, ha madrugado este jueves veinte de abril. Barranquilla, la tierra que sirvió de refugio al viejo Miguel amanece en medio de esa neblina que trata de romper el calor del invierno, que se ha precipitado presuroso y dañino sobre el país. El pretexto del madrugón ha sido viajar a Sincelejo a comprar una culata para el viejo Toyota blanco que no cambia ni por el carro de Michael Shumacher.

La primera en dudar del buen propósito del viaje ha sido su esposa, una mujer que el compositor considera "casi santa". La sospecha de ella no es en balde. ¿Quién madruga desde Barranquilla, la capital de la Costa, donde dicen que se consigue de todo, para Sincelejo, a cinco horas de carretera cuando hay suerte en el viaje, a comprar una culata de carro viejo? Dice Emerita Heinsburger, que en Barranquilla se vende y se compra de todo. Envuelven un "mojón" y lo venden porque hay quien lo compre. Todo se vende, todo se compra. Sin duda, en el propósito, "debía haber gato encerrado", pensó ella, cuando lo oyó con el embeleco de que "voy a comprar la culata con Licho a Sincelejo".

—Si no encuentro la culata aprovecho para llevar una caja de CD del nuevo y se los dejo a Pocho el de la Seño Viña para que los coloque allá —le dijo tratando de convencerla.

—Bueno, si es así viaja, pero llévate una compañía —le recomendó su amada esposa —. No te desmandes con el trago ni las comidas; ve que el azúcar te está tropezando.

Ya todo estaba planeado. Un chofer que deje las llaves cuando beba y los cuentos de Licho Anillo –quien vive en Barranquilla desde que en San Jacinto la vaina se descompuso– son una delicia. Programaron el despertador para que sonara a las cuatro de la mañana. Los montemarianos son gente que se llevaron del pueblo esa costumbre vieja de madrugar y escuchar los primeros cantos de los gallos de pie, saboreando un buen tinto con guarrús, como exige sin reparos Hernán Villa, cuando camina por las tiendas de Cartagena. Sabe que un tinto sin guarrús es como una mañana sin sol. Además, en él se pinta la suerte y se le echa un vistazo al futuro, práctica vieja y atractiva para los nativos.

El viaje fue perfecto, salvo un pequeño retardo de Adolfo Rafael, que en muchos años, ahora ha fallado a una cita por treinta minutos. Licho Anillo se ha burlado todo el camino de su mejor primo. Que se está poniendo viejo, que ya no madruga, que por poco se los coge el día.

Cuando Adolfo Rafael piensa que pasará por San Jacinto, su semblante se transforma. Esa posibilidad lo hace ver radiante, en medio de la burlita de Licho, cuentero de los buenos. Se los inventa de a puño: en un segundo, en una baldosa, como jugadas de Pelé. Tiene un gracejo propio de El Sitio, del círculo bohemio del cantor supremo de los montes altos. Se conocen a la perfección. No se pueden echar mentiras. Ni de vainas.

Una vez pasan San Juan Nepomuceno, en las curvas del Cacao, ya pega la brisa que baja del Cerro e' Maco, que a la derecha, en lo alto, trata de sacudirse de la neblina temprana que le quita altanería y forra sus vientos de civilización. En Regeneración, la frescura se incrementa y no dudan en acordarse del ex senador Rodrigo Barraza Salcedo. ¡Qué tiempos aquellos de la hamaca de María que en hilos dorados se bordó! Eran tiempos de pasar la hebra con gracia y armonía. Y seguía la pachanga de la mano del progreso...

El viaje es una fiesta que tiene un solo lunar: el retardo esta mañana de Adolfo Rafael, que quedó de recogerlos a la cinco y solo pasó a las seis. Pero ahora, ya perciben el encanto de los sembradíos de ají Vasco que entretejen las faldas que derraman sus brisas y sus lluvias en Gallo Bueno, La Pava Congona y La Variante. ¡Cómo ha cambiado el pueblo en diez años! Ahora, tiene a un Bajo Grande desplazado que se llama Villa Nostalgia. Y donde estaban los potreros de Obed Castro, ahora hay un club campestre que contrasta con las casitas de los desplazados, cual colmenas de abejas bravías y que, al frente, albergan esperanzas inciertas. Adolfo Rafael antes quería el progreso para su pueblo; ahora implora por la paz. Amenaza con una tutela. Así lo dice en su último CD con Julio Rojas el de los Buendía, aquel que venció dos veces la ortodoxia vallenata. La Pava Congona está triste, a la izquierda. Desde que murió el maestro de la cumbia no es la misma. De seguro será un museo para albergar las cosas más caras del cumbiambero mayor. Allí se evocan sus recuerdos, su acordeón, su gallardía y su saludo.

La seguridad democrática del presidente Álvaro Uribe, benefició a los vendedores de artesanías de La Variante. Ahora están repletos hasta los "taquitaqui", se mecen grandes hamacas, bolsos, sombreros, mochilas y divisorias. Piero Fernández no da abasto a los turistas y Rita habla maravillas del Presidente, mientras encabeza una hamaca de cinco madejas. ¿Cómo pasar de largo y no llegar? Imposible. Cuando Adolfo Rafael llega a San Jacinto, su corazón es una fiesta. El desayuno donde Pachín Vasquez, con arepa de maíz y suero es irremplazable. Allí mismo, sin pensarlo más de una vez, toma el celular y hace su primera llamada a Sincelejo. Previene a Ricardo Heinsburger en Sincelejo para que esté listo. Lleva una caja de CD, grabado al mejor estilo sabanero de siempre. En San Jacinto recogieron a José Concepción el pequeño, yerno de Licho, un joven que después que desayuna queda desocupado, y se vienen con todo a la ciudad de los cebúes.

A las once ya están en la calle de Las Comunicaciones, donde están congregadas las tiendas de repuestos de carros. La culata no aparece por ningún lado. El viaje se está convirtiendo en pretexto de parranda, porque Ricardo ha invitado al almuerzo donde Pey Vergara, pero José Concepción prefiere la Llanera La veintiuna. Ricardo había votado por "Sabor y Son" de Vergara, quien de hecho se alegrará de la visita. Pero Pey no estaba.

El cuento de la culata es como una obsesión para Adolfo Rafael. Los viejos se vuelven cantaleteros de sus cosas. La pieza es la mitad del motor, medio vehiculo, de modo que Licho recomienda cambiar el carro, lo que no se podrá sino hasta que el Gobierno pague la pensión completa al compositor, quien se queja de la poca agilidad de las regalías.

Por recomendación, Pacheco solo toma cerveza fina, que venden exclusivamente en algunos establecimientos distinguidos; nada de encontrarlas en cantinas de mala muerte. La diabetes de Adolfo Rafael hay que olvidarla. Una punta gorda y un previo de Cayitos a la Madrileña (mondongo), son la especialidad donde Lucho Jaraba:

—Lo que menos me gusta es trabajar. Y lo que más me gusta es comer, dice bromeando Adolfo Rafael, satisfecho con el banquete criollo.

El calor que sopla en la ciudad de sabanas es impresionante, pero la comida es buena y los comensales están satisfechos. Adolfo Rafael se dirige al baño. "Empuje duro y apague el foco", dice en la puerta. El maestro se demora más de la cuenta, pero regresa radiante de felicidad.

—Bueno, muchachos, ahora si les voy a confesar el motivo de mi retraso esta mañana.

—¿Qué pasó? —Pregunta Licho.

—Nada, pequeño; figúrate que el "pendejero" está buenecito.

Se refiere a su miembro viril, Se lo ha revisado en el baño y lo ha encontrado en perfecto estado. Esta mañana se levantó a las cuatro, como de costumbre, sin hacer mucha bulla, para que su amada esposa continuara en la placidez del sueño. Se dirigió al bañó silbando una nueva melodía, cosa que no es fácil en él, de lo contrario tendría más de mil canciones. Mientras caminaba al inodoro pensó en ella, que había tomado la costumbre de recortar los pantalones viejos para convertirlos en levantadora. Se paró frente al orinal y se dispuso a abrir la corredera para extraer su miembro viril, cuando sintió aquel dolor infernal que lo hizo ver un chispero, pero no gritó por pena y por consideración a su mujer. La corredera vieja le pellizcó la punta del el prepucio. Aturdido por el imprevisto, no descifraba qué hacer. No hallaba la fórmula para desenredarse del dolor ni del percance, no sabía si darle para arriba o para abajo. Pensó en una tijera. Imposible. La tijera no es capaz de cortar el cobre de la cremallera. Llamar a su mujer tampoco era pertinente. Siempre ha tenido la impresión de que ella es casi monja. Ahora no sabe cómo hicieron los hijos, cuando las Anillo son tan recatadas, que les cuesta ver a un hombre desnudo. Y en esas particulares circunstancias de dolor no era recomendable llamarla. Tendría que superar la crisis por sus propios medios. Se sentó en el inodoro a manipular la cosa. Se acordó de que es mejor, para estos casos, más maña que fuerza. Al fin, media hora después, desenganchó su miembro. Durante el camino no se atrevió a revelar su secreto, pese a que Licho no dejó de tratarlo de viejo dormilón. Temía lo peor. Un desgarramiento. Una hemorragia. Y ahora, después de comprobar que no habían moros en la costa, de que su cigüeñal había salido bueno, no dudó en acordarse de Rebeca Ruiz, la muchacha con la que se estrenó en los avatares del amor, cuando de trece años, a través de la cerca del patio, entre las astillas que recortaban la brisa, hicieron el intento de amarse, cada uno desnudo y por su lado, allá en su San Jacinto natal, con la incomodidad de las rendijas de la cerca. Y una cosa que había salido tan buena había que resguardarla de la lengua de los amigos, de modo que demoró ocho horas, entre preguntas y sospechas, para revelar el motivo de su retraso esta mañana en Barranquilla. Entonces, comprobado que la vida seguía, levantó la cerveza fina y brindó por Los Montes de María y todos sus mochuelos pico e' maíz.

—¡Salud, amigos!

Tras los rastros de mi sangre dulce

En abril vinieron aguas a granel. El suelo está "enchopado" por la intensidad de la lluvia. Los grandes aguaceros han jalado la tierra y la hojarasca. El verde de Villa Marina es tan intenso que se confunde con el azul de metileno que se descuelga con la noche y que simula cortinajes, cual raíces de manglares. Las mañanas llegan con un frío fragoroso que cala los huesos e impide pararme de la cama con el mismo brío del verano. La urdimbre de la hamaca ha sido penetrada por el clima y ha quedado abandonada en la oscuridad del kiosco. Voy en busca de la costilla, que solo es estirar la mano y allí está Moñitos Córdoba. El invierno se ha descolgado por las faldas de los Montes de María como un ventarrón que lleva el misterio de una tos milenaria. Eso me recuerda al abuelo, más muerto de ceguera que de otra cosa; quizás atacado por una diabetes que nadie diagnosticó. Hoy, casi veinte años después de su muerte repentina y natural, creo que su limitación fue la vista, que le cortó el horizonte del Caribe y lo sumió en la tristeza. Lo volvió andino y lo condenó a ver solamente la bruma de la mañana y no el horizonte marino. Los dos indicios más cercanos al azúcar fueron sus rabietas de los últimos años –todo le hedía– y su delgadez exagerada. Se volvió cantaletero. Cierta vez fue con una cabuya. Después que vendió su último burro, que fue su vehículo de transporte desde niño, se quedó con un cáñamo, al que le tenía cierto cariño. Con él amenazaba a los nietos y tataranietos con darles un cantazo. Lo escondía tanto que a veces se le olvidaba donde lo había escondido y entraba en cólera por su bendito cáñamo. Es posible que lo estuviera trajinando el azúcar.

Con esto del azúcar se me ha prohibido casi todo. Lo único que no me han prohibido son las mujeres dulces, que siguen llenando mi vida y animando mis ojos por la calle de la vida. El amor no envejece. El amor rejuvenece. En esta tarde de sábado he decidido viajar a El Sitio. Mi mujer se ha llevado una sorpresa. Cuando me vio, ya estaba yo con el maletín al hombro. Es una nueva táctica que he implementado para amainar la cantaleta del viaje. Si se le prende la cantaleta aquí, cantaleta allá (el diablo me llevará), ya yo iré llegando a la Curva del Cacao, pienso. Y ella –de seguro– dirá que la plata me la gasto viajando y que los recibos del gas, agua, luz, teléfono, parabólica y salud, están esperando, pero yo no la oiré. Antes, si le anunciaba mi viaje diez días antes, eran diez días con el mismo cuento. El cuento del gallo capón.

Esto de viajar ahora ha cambiado mucho. Antes –por la noche– se apartaba el cupo en el bus que salía para Barranquilla, a las cinco de la mañana. "Ve donde Quito que me aparte un cupo", decía mamá o quien fuera a viajar. Y, ya en el bus que recorría las calles pitando alegre en la madrugada, recogiendo a sus clientes, la gente miraba los carteles pegados en los postes para llevar noticias de muertos recientes a los paisanos que estaban en la gran ciudad, muriendo de nostalgia por el pueblo. En la parada del bus, en el Caño de la Auyama, se reunían a hablar del pueblo, hasta las once de la mañana, cuando regresaba cargado de gente, de razones de boca, papelitos y encomiendas. A las tres de la tarde, ya estaba pitando nuevamente en las calles de El Sitio, alegre en el festejo del regreso. Ahora la oferta de transporte es variada. En la terminal de Sincelejo se apiña una variada oferta que se vuelve molestosa, porque los "reboledores" y conductores jalan al pasajero por el brazo y casi lo embarcan a la fuerza. Pero aún así, el servicio sigue siendo muy malo. Mientras se espera la salida del bus, al interior se suben los vendedores ambulantes andrajosos que se te arriman con la sarta de fritos y te pasan la mugre por las narices. Te meten los productos por los ojos, por las orejas, por la nariz y hasta por los poros; te silban o te gritan al pie del oído. Y, más adelante, como si fuera poco, el bus ingresa a una estación de gasolina a llenar su tanque, con los pasajeros adentro. Es la cultura que se ha implantado en estas empresas en decadencia que no han entendido que no transportan animales sino gente.

A veces, para mi nueva condición de diabético y escritor indisciplinado que busca los rastros de la sangre en sus genes, durante los ratos libres, este tipo de viajes es bueno.

Fíjense que apenas nos acomodábamos en el bus, cuando a la altura de Corozal un joven que se acababa de subir con una caja de cartón muy pesada, se dirigió a los pasajeros. "Buenas tardes, perdonen si nuestra presencia los molesta, especialmente a quienes van con sueño, llevan estrés o simplemente creen que esto es una venta más."

La retahíla del muchacho, que se ha aprendido el discurso de memoria, es larga: "Nosotros somos un grupo de jóvenes desempleados que nos agrupamos y creamos una microempresa. No hay desempleo sino gente incapaz. Esta tarde no les vamos a vender sino a mostrar un nuevo producto", dice el joven, mientras empieza a distribuir un manjar de leche sabanero, empacado en pequeñas vasijas de barro. "Este es un producto totalmente natural que no contiene ninguna clase de químicos. Si quieren, pruébenlo sin ningún compromiso; si no les gusta no pasa nada, amigos". No sé de donde vienen ni para donde van, pero de seguro que alguien los estará esperando en algún lugar, un ser muy querido, que les preguntará "¿qué me trajiste?". Ese manjar que ustedes tienen en sus manos es bueno, sabroso y barato. Además, la vasija una vez consumido el producto, puede ser utilizada para sembrar bonsáis, para ponerlo en el computador o en el escritorio, de adorno. "No es una vasija original, si se los dijera les mentiría y ustedes están en todo derecho de hacerme bajar de esta chiva". Es una imitación de las que hacían los indios. Los pasajeros, con la charla del vendedor han tomado una actitud positiva ante el joven microempresario, que continúa: "como se trata de un nuevo producto en el mercado, hecho artesanalmente en Corozal, me voy a permitir rifar dos unidades entre ustedes. Voy a hacer dos preguntas. La persona que sepa la respuesta levanta la mano y responde. Ojo, responderá quien levante la mano primero." La expectativa se ha apoderado de los pasajeros, quienes llevábamos el producto en las manos. "Primera pregunta, ahí va: ¿Cuál es el animal que no come el domingo?" Claro, yo sé la respuesta, pienso, pues hace unos cuatro meses, el mismo joven se había montado en uno de estos buses de palitos pintados de guacamaya en el que yo viajaba y lanzó la misma pregunta. El mundo es muy chiquito para las coincidencias y grande para el aturdimiento. Aquella vez pensé que eran los curas, que ayunaban los domingos, pero no. Esa vez nadie atinó y el vendedor dio la respuesta. Ahora yo sabía la respuesta y no dudo en carraspear el pecho para llamar la atención. Soy tan ágil que el joven no había terminado de lanzar la pregunta cuando ya yo tenía la mano levantada, incluso a riesgos de que cambiara parte de la pregunta. Son tramposos estos muchachos y a veces acomodan la respuesta. El joven me miró y dijo: "A ver, el caballero, ¿cuál es la respuesta? "El animal que no come el domingo es el que se muere el sábado", le dije. "Correcto, se ha ganado usted un rico manjar", dijo el joven. Alguien que se percató de la agilidad con la que levanté la mano, murmuró que era trampa; que yo estaba de acuerdo con el vendedor. El tipo hacía parte de un grupo de profesores barranquilleros, que de hecho estaban haciendo un seminario (uno de ellos tenía una escarapela que lo delataba) y llevaban una alharaca, como si estuvieran aún en carnavales. Los había identificado por la guachafita que llevaban, por el acento y por eso de picárselas de sabelotodo. Después, con la conversación que llevaban, sabía que iban para los lados de Ponedera, Piojó y Repelón, pueblos feos, según ellos mismos. ¡Qué bonitos pueblos los del interior!, se amalayaba uno de ellos. "Segunda pregunta", prosiguió el vendedor: "¿Cuál es el puente más largo de Colombia?" La mujer delgada que viajaba en un puesto más adelante del mío, levantó la mano y dijo: "El puente de la Semana Santa", respondió la mujer. "No. Es el puente de Calamar". Habilidosamente, el vendedor le había quitado el premio a la mujer, porque en el viaje anterior esa era la respuesta correcta. Incluso, ya yo sabía, pero por respeto a los otros pasajeros, quedé en silencio. Hubiese metido la pata. "Bueno, haré una tercera pregunta, para que se lleven este rico manjar sabanero: ¿A las cuántas vueltas se acuesta el perro?" "A las cuatro", respondió el barranquillero. "A la última", corrigió el vendedor.

Al fin, el vendedor nos había hecho pasar un tramo agradable, al despertar el interés de todos los pasajeros. El valor del manjar era de mil pesos, pero quien llevara dos le costaba mil quinientos y quien prefería tres, solo dos mil pesos. Los barranquilleros, como siempre, al bajarse el vendedor, iban felices; lograron, con habilidad, que el vendedor les diera el vuelto dos veces. Uno de los paquetes les había salido gratis.

Y yo, que jamás en mi vida había ganado en una rifa, ahora me ganaba un dulce manjar, que para mi condición de diabético, ya era el colmo.

El resto del viaje fue de lluvia. A través de la ventanilla observo la belleza de las nubes depositando agua helada en la inmensa sabana, sobre el valle entre montañas, coronando con espesa neblina el Cerro de Pita, a la izquierda de Ovejas, entre maizales colita e' loro, el tabaco reventando y la yuca reverdeciendo, rajando la tierra de barro prieto. El ganado pastaba con alegría y un arcoíris era absorbido por el aguacero que le atacaba por el costado.

Cavilo sobre mi suerte. He sido de buenas en al amor, pero de malas en los juegos. Siempre he dicho a mis hijas que les compraré tantas cosas que me piden cuando me gane la lotería, pero ellas me responden que eso será jamás, porque nunca las compro. Es el típico cuento de la vieja del maíz tostado, que le quitaba el producto al niño en la iglesia, pero disimuladamente se lo comía. Alguna vez me gané –en una audiencia de trescientos personas– un CD que rifaron. Se trataba del cantante vallenato más malo de la historia. Y ahora, en esta tarde que viajo tras las huellas de mi sangre dulce, me he ganado un manjar de leche con azúcar. Como quien dice, como no puedo comer azúcar, me gané un manjar de leche, muy dulce, por supuesto.

El pueblo entre la lluvia

El pueblo, después del aguacero que relavó los techos de zinc oxidado e hizo vomitar los aljibes, está triste. No sé si la tristeza estará solo en mí, porque le ha llovido al sucio y eso es bueno para la agricultura. Sin embargo, son más los desertores que los cultivadores, porque el pueblo fue espantado por el tigre ya hace muchos años. La gente ha empezado a espantarse de nuevo, en medio de los anuncios y la aparición de pasquines que hablan de una limpieza social por parte de un grupo disidente de paramilitares que se hacen llamar Las Águilas Negras. El miedo viene desde Sincelejo, se ensaña con Corozal, se agazapa en Los Palmitos y ha causado estragos en Ovejas. No sé del Carmen de Bolívar, pero en la zona han empezado a aparecer muertos por todas partes. En Sitio Nuevo van dos. La justificación de los asesinatos parece radicar en que las víctimas eran gente con antecedentes delictivos, como si eso oficializara la pena de muerte, que ningún Tribunal de Justicia decretó.

Por la noche temprano, pues después de nueve la gente se recoge automáticamente, como si se diera toque de queda, he visitado a Miguel Manrique, que a esa hora estaba jumado y había colgado su guitarra bohemia. La luz de la sala estaba apagada y las puertas cerradas. De todas maneras, me asomé por la ventana y silbé a Bleydys, su mujer, que seguía tejiendo unas chanclas para tratar de emparejar la débil economía familiar. Pese a que le dije que volvería, cuando vi poco movimiento, ella insistió en que entrara, que Miguel aún no se había dormido. Entré por la sala llena de trofeos y menciones colgadas en las paredes. Levanté una cortina vieja, entré al cuarto en penumbras y allí estaba mi amigo de parrandas en una cama vieja; en un colchón de resortes cortantes, acostado de medio lado, contra la pared húmeda. Estaba bien borracho, como siempre. Allí salió y me abrazó. Se puso pilas cuando lo llamé y de un brinco reaccionó. Le insistí en que me iba; que regresaría por la mañana. Salimos a la sala para despedirme, pero se metió la mano en el bolsillo y mandó a comprar cervezas.

—No, Migue. Ahora soy diabético —le dije.

—¿Cómo va a ser?

—Así es, lo que tengo es hambre.

Lo más grave es tener que dejar este negocio de la parranda, después de una larga inversión de toda la vida. Antes me hacía daño solo el trago que compraba –porque me rompía el bolsillo– pero el que me regalaban no. Ahora me hacen daño ambos, el que compro y el que no compro.

—Mija, fríele un bocachico al periodista —ordenó.

—Bueno, si es pescado sí —le dije.

Beidys, en un dos por tres fríe el bocachico y lo prepara con buena sazón, mientras Migue afina la guitarra. Lo trae entero y con poco arroz. Mi amigo toca la guitarra y yo degusto el plato en confianza, sin temor. Una vez culmino la grata tarea, le ayudo a entonar las canciones, a dúo. He recobrado la alegría perdida. Entonces grito: "¡Hombre, si yo lo que tenía era hambre!"

En su canción nueva Migue pide que no lo lloren cuando se muera y que dejen la faltedad con el difunto. El muerto no es más que un muerto y después de muerto solo se lleva las cuatro tablas; las de cativo. El tema de la muerte ha sido muy recurrente por estos días en las parrandas. No sé si siempre habrá sido así. Es probable que ante el descubrimiento del azúcar se me haya agudizado esa percepción. Claro que hace un mes, en el cumpleaños de un acordeonista, el tema principal fue la Caja Negra, del maestro Enrique Díaz. "Después de la caja negra, compadre, creo que más nada se lleve".

El pueblo, mojado, por la noche es más triste. Y los rumores que viajan por la atmósfera enrarecida no dicen otra cosa. Hay gente extraña por las calles y la policía no deja de hacer patrullajes. Me le zafo a Miguel, que insiste en buscar más cervezas y camino hacia el Barrio Abajo. Transito por un pueblo fantasma, sin hallar el momento de tranquear la puerta de mi casa, la de mis ancestros. Dos cuadras antes de llegar, el único habitante en la puerta de su casa es Gustavito Arrieta, a quien saludo con emoción. Ya el pueblo se ha enterado de la diabetes, que es tan famosa como la de Carmelo Torres, a quien Adolfo Pacheco le hizo una canción.

—Yo sufro de diabetes, de presión alta y de mal de Parkinson —me dice con cierto orgullo. De hecho, me aventaja en enfermedades y las enfrenta con dignidad de santo.

El caso de Gustavito, que llegó a pesar ciento cuarenta kilos. Es típico de nuestra sociedad, poco amigo de visitar al médico y hacerse examinar. No es fácil para un hombre abrirle la boca y mostrarle la lengua a otro. Menos aún, bajarse los pantalones. Muchos prefieren morir de cáncer en la próstata, antes que dejarse hacer el tacto rectal. Tavo dice que come de todo y que se controla el azúcar con una yerba que se da silvestre, pero no sabe pronunciar el nombre. Me promete que mañana domingo me dará la receta.

El domingo siguió lloviéndole al sucio y no fue posible cumplir con las tareas. El periódico dominical es un buen entretenimiento; es gordo y trae de todo.

En estos pueblos nuestros, las puertas siempre están de par en par. No existe temor de ladrones ni de asesinos. Eso se mantiene, en medio de los rumores de la guerra que se va y regresa. Todo se ve tan apacible, como siempre, pero en cualquier momento la guerra pega sus brincos. A las diez de la mañana penetra por la sala un viejito encorvado, de ojos pequeños y rayados, nariz respingada, con pecas opacadas por el sol y con notable cojera. Es el último primo directo que le queda a papá. Son primos muy reconocidos, que se emocionan a cada encuentro, que se da con intervalos largos. Son típicos europeos, de poca efusividad en el saludo, pero querendones a su manera. Tiene ochenta y seis años y aún está duro. Le sacamos las cuentas. Le lleva once años a papá. Aprovecho para preguntarle por el azúcar. No sufre de eso. Nadie ha sufrido de eso en la familia. Papa Wife, su tío, que murió a los ochenta y cuatro años, tuvo un infarto en la finca. Lo trajeron a la ciudad, le repitió a los pocos meses y murió. El abuelo paterno era tan recto que cuando se emborrachaba, para quitarse la rabia, le daba trompadas a los horcones de la cocina, se fracturaba los brazos y el mismo se entablillaba. Así se curaba, él solo. Dicen que le salvó la vida a más de doscientas personas con su remedio amargo, que servía para todo. A lo mejor el abuelo tenía colesterol alto, pero como nadie le hizo el examen, eso le pudo producir el infarto. Con esta información estoy casi seguro de que he inaugurado esta temible enfermedad en la familia, la que no mata, ni rasca ni pica, pero mortifica.

Ya es mayo en Colombia y en el mundo. En la región de sabana no llueve por escampar y serenar. El de hoy es un sereno largo que ni llueve ni escampa, lleno de fastidio. Día de pajarito, dicen en Tolú. Día bonito y con un día tan bonito nadie va al trabajo. El invierno sigue alegre y el campesino ha vuelto a hollar la tierra sobre las quemas de marzo, mientras el gobierno vigila cada tramo de la carretera con soldados apostados cada kilómetro y con tanques cascabeles de guerra que parecen esperar un enemigo invisible para una refriega larga e interminable. Es la guerra irregular que va y viene, que juega, sale y se esconde. La sensación de reactivación económica contrasta con la ausencia total de la guerrilla, que se esfumó o se camufló en la población civil, o se fue para otro lado en medio del canto de Pato Cuchara. Es posible que sea una calma chicha en medio de la fatiga que atosiga mi alma en la búsqueda de una dieta que me llene las tripas sin subirme el azúcar. Por estos días no he hecho otra cosa que viajar y viajar, pero sin pensar. Y como no he pensado, no he escrito una sola letra de esta historia. Es como si el azúcar me hubiese atrofiado la memoria, porque a veces pienso y luego escribo, como si ese pensamiento que he tejido previamente me empujara a escribir. Me siento y listo, empiezan a fluir las letras. Existe un ser que me empuja el pensamiento y mis manos que teclean con rigor acompasado, a veces puyando las letras, porque aprendí con tijeras y tiro para un solo lado, pese a haber recibido clases de mecanografía. Para lo que hay que contar con esta atrofia mental, dos dedos basta. Por eso soy puyógrafo.

Hoy es domingo veinte de mayo y estoy en Barranquilla reposando una siesta larga que se prolonga casi hasta la noche, en un cuarto en penumbras. Hay mucha tristeza en la casa de mis parientes políticos y el timbre en la puerta me hizo levantar como un resorte. Heriberto De Oliveira me ha llamado para prevenirme que me visitará, de modo que cuando escuché el sonido triste del timbre de la puerta, pienso en que mi amigo debía tener el secreto del perro para ser tan rápido. Desde el lóbrego pasillo, en el fondo, veo la silueta bastante alta tras la persiana de la ventana. Abro la puerta y el hombre que había observado, de unos cincuenta años, más alto como en treinta centímetros que De Oliveira, está petrificado al lado de su bicicleta de carga. Es un panadero que estaba compungido por la noticia que me había llevado a Barranquilla y que parece en un cartel pegado en la puerta del almacén, cerrado desde el viernes. Y obvio, está más preocupado aún por la ausencia de trabajo. Un pobre de estos hombres, si deja de trabajar un día, es como una maldición; se les descuadra la quincena. El panadero de pronto notó que mi reacción no fue de agrado por el inesperado visitante que no imaginaba. Él Seguía petrificado y sin maneras de accionar palabra.

—A la orden —le dije— ¿Qué se le ofrece?

—No. Que le diga a la hermana —hermana de sangre mía y de él por religión—, que no pude venir el viernes.

—Ella no está —le dije de manera tajante.

—Bueno, pero dígale que ayer vine otra vez por el pan, pero como pasó lo que pasó...yo vine hoy domingo a ver si me repongo la venta.

En ese momento mi hermana apareció en escena y al hombre pareció regresarle el alma al cuerpo. Mientras daba la vuelta para volver a mi siesta larga, pensé en su turbación y en la frase: "como pasó lo que pasó".

Mejor por qué no dijo "como murió el patrón". Don Ricardo había muerto ayer sábado a las cinco de la mañana de un edema pulmonar. Su entierro fue hoy al mediodía y eso me produce mucho dolor, pero también gran contento y valor, porque revisando su vida encuentro que fue un hombre cabal y recto de pies a cabeza. Toda partida como la de él es injusta y no la podemos aceptar, pero sus virtudes y su presencia deben seguir en la casa de nuestros parientes, donde su espíritu laborioso y hogareño perdurará para siempre.

Para morirse no es nada más que estar vivos. Esta ha sido el tema de la conversación con el chofer de la camioneta puerta a puerta; un ágil sistema de transporte, que me trajo madrugado este domingo desde Sincelejo. Vino casi volando. El tema de la muerte no es fácil abordarlo. Existe un misterio en torno de sí el alma irá a un más allá y que de acuerdo al comportamiento en esta vida (el más acá) le irá en la nueva, de la que nadie ha regresado para contar. Nadie ha vuelto del más allá para decir que existe una vida después de la muerte. "Y al que ha regresado no le han creído", dice el chofer.

Su abuela era diabética, pero murió de un infarto fulminante el pasado ocho de diciembre. Le descubrieron la diabetes después de los sesenta años y alcanzó hasta los noventa. Convivió perfectamente con ella treinta años. Estaba rozagante y firme. Esa mañana del ocho de diciembre –me hace saber el chofer– ella estaba barriendo el frente de su casa cuando él pasó con su esposa al mercado, ubicado a media cuadra. No se bajaron a saludarla porque pensaban regresar con unos regalos en pocos minutos. "A la media hora me llamaron para decirme que había muerto", dice el chofer. ¡No podía ser! No hacía media hora la había visto barrer la puerta de la casa. Cuando llegó a casa de su abuela, el cadáver estaba aún caliente.

Este tema de la muerte, con el azúcar surcándome la sangre, me sacude. Tendré en cuenta, entonces, el consejo de Carlos Barraza Alandete, a quien un cáncer que le habían extirpado en la próstata se le fue para los huesos. Le hizo metástasis, como dicen los científicos. Ya han pasado diez meses desde que se lo descubrieron, pero no le ha avanzado. Está rozagante y anda como si nada; sin ningún tipo de sintomatología. La última vez que lo vi le pregunté sobre su estado de salud. Y la respuesta me quedó sonando. Quiero robármela para mi diabetes. "Yo no le paro bolas. Moriré de todo, menos del cáncer"... Y yo espero morir de todo, menos de diabetes.

Y sigue la historia azucarada

A estas alturas el azúcar sigue haciendo estragos en mi sangre dulce, pero no me echaré a morir por eso. En Semana Santa volví a soltar la perra por los lados del Festival del Burro, que es una historia que se debe escribir por aparte. Y recientemente viajé a Valledupar a reencontrarme con los sabaneros que un día llegaron cargados de mochilas, sueños y sombreros y colgaron sus hamacas en el sector de las cinco esquinas. Se apoderaron de Valledupar y hoy sus parrandas son más entretenidas que todas, porque diez sanjacinteros juntos son una explosión de creatividad insuperable, donde la risa, la anécdota exagerada, el chiste y la mamadera de gallo estremecen la cuna de Andrés Landero y ridiculizan las sátiras de Toño Fernández. Llegaron, según Jhony Cervantes, en 1948 como artistas de orquestas afamadas y de la mano de Cristóbal García (El Ñato Calilla), a quien deberían hacerle un homenaje. Les enseñaron la música como es debido, porque Rafael Escalona jamás aprendió ni a silbar. Llegaron atraídos por el algodón, como nosotros por el festival en estas lluvias de abril y mayo en que todo parece volteado. Ahora son ellos quienes saben de música !Ah que vaina¡ Aparecen cronistas ligeros por todas partes a subirse en el tren de la fama del acordeón y hablan como si realmente conocieran la historia. Eso me remueve el azúcar en la sangre. Estoy otra vez con ganas de devorar comilonas de las de antes, con sed que jamás se sacia y ese hormigueo que me sube y me baja. Que me vuelve un chevrolito antipático, como el mismo Rafael Escalona, pero sin su fama. Estoy, como diría mi madre, como la escopeta de Cirilo, que le disparo a todo el mundo; a todo lo que se mueve. En estos días –yo diría que en este último mes– con la perra suelta, abandoné pastillas y recomendaciones y me dediqué a vivir en pecado, como antes, sin detenerme ante la buena parranda, el buen dulce y la buena mujer. ¡Qué vaina! ¡Si se acaba el mundo, quiero morir harto!, como decía mi abuelo. El hombre es lo que come, dijo alguien. Esa comida para diabéticos, o light, como dicen ahora, es como para cerdos; no tiene sabor a gaita ni a acordeón sabanero.

La primera víctima de estas rabietas y esa incierta irascibilidad, como dirían los médicos, ha sido mi mujer. A mi regreso de Valledupar, después de seis días de parrandas, entró en sus ya famosas cantaletas. Es lo más fastidioso del mundo. Es un verdadero tormento escuchar a una mujer que habla en jeringonza. Si falta plata para el gas, Valledupar. Si hace falta plata para la luz, Valledupar. Si la pensión del colegio se vence, Valledupar. Si estoy que orino hasta quince veces por día, Valledupar. Fueron tres días de lengua seguida, a mañana y tarde. Menos mal que el cuento de la vaca atollada solo demora tres días y no una eternidad. Claro, que a mí me fue mejor que al maestro Miguel Emiro Naranjo, cuando se accidentó entre Corozal y Ovejas, una vez que venía con sus músicos de un festival. Esa vez fue hospitalizado en Corozal, hasta donde llegó un periodista de El Heraldo a hacerle una crónica sobre su estado. El maestro era atendido por su amante, una mujer madura ya, que lo pechichaba sacándole espinillas y peinándolo con las manos en los días de recuperación. Una vez terminada la entrevista, Naranjo llamó aparte al periodista y le pidió un gran favor: "No vayas a publicar las fotos con esta dama, que se trata de una amiga muy especial". El periodista se lo prometió, pero envió el rollo sin revelar, por asuntos de tiempo. En la redacción desplegaron a cuatro columnas y a todo color, precisamente la foto en que la amante le estaba sacando las espinillas. Y en los pueblos nuestros, las noticias de infidelidad tienen alas, vuelan y se agigantan en la imaginación creadora del chisme. El periódico llegó completo a manos de la esposa de Naranjo, quien estaba ya en casa, enyesado y sin poderse mover. En ese estado tuvo que soportar la cantaleta de su mujer, pero sin hacer como yo he hecho en estos primeros tres días de mayo: irme para la calle.

Miguel Emiro buscó al periodista por cielo y tierra para matarlo, aunque fuera a lengua. Halló su teléfono y lo insultó hasta que el periodista no tuvo más remedio que tirar el aparato para salvarse de la lluvia de porros bravíos que le soltó a quemarropa, sin dejarlo reaccionar. Una de las amenazas más mansas que le lanzó fue: "Mira, gran pendejo, no se acerque jamás por San Pelayo, porque uno de mis hijos lo puede quebrar". Así he estado yo por estos días, como la escopeta de Cirilo, que dispara a todo lo que se mueve. Con aquel genio del maestro Miguel Emiro, pero con la diferencia de que el exportador del porro tenía toda la razón.

El cuatro de Mayo viajaba por el centro de la capital de sabanas conduciendo mi auto, donde no se encuentra sitio para parqueo. Puse las direccionales para girar a la derecha y un mototaxista estuvo a punto de estrellarse conmigo. El tipo no llevaba las luces de prevención encendidas ni casco ni chaleco reflectivo. Sin embargo, se bajó de la moto dispuesto a darse trompadas con el mundo. Y yo, envalentonado por el cosquilleo del azúcar, me lancé del carro y fui a su encuentro, simulando que iba a sacar un arma que jamás llevo en el bolsillo. No cargo ni una navaja, ni un alfiler. El tipo, al verme que yo me abalanzaba sobre él, trató de huir, pero después hizo un viraje en forma de U prohibido y regresó en contravía, como gallito de pelea, desafiándome en la distancia. Bajé mi turbación y disimulé comprando dos mil pesos de mangos de los que se amontonan en las esquinas, que fue realmente a lo que bajé, no a buscar pelea. Tenía dos pilas de mangos. La mano de los más pequeños –de orilla– costaba mil pesos y los más grandes cuatro por mil. El vendedor tenía un mazo al lado, al que le eché el ojo. Si el de la motocicleta se venía, lo iba a levantar a garrote para que no fuera corroncho. Dios me perdone estos pensamientos de pelea, pero que me ayude a recoger ese azúcar maligno que me daña el genio.

—Deme dos mil pesos, pero de ambas pilas —le dije para disimular el bochorno del intento de pelea callejera.

La broma ha podido salirme cara, de modo que empecé a tomar precauciones: desde ayer volví a conducir por las calles estrechas con sombrero vueltiao, no vaya a ser que el mototaxista furioso sea un paramilitar y me dé un tiro. Esa falta de tolerancia y esa rabia que se me sale por los poros es la irascibilidad del diabético, dicen los médicos. Si es así, mi mujer debe ser diabética, porque todavía ayer, cuatro días después de mi regreso de Valledupar, me ha recordado lo de los condones que traje en uno de los bolsillos de la camisa que me puse el sábado treinta de abril. Son dos condones que me dieron a la salida del concierto de Carlos Vives, en el Parque de La Leyenda Vallenata, que lleva el nombre de esa gran guerrera, Consuelo Araujo Noguera. Lindas muchachas los entregaban a todos los que íbamos saliendo, ya en la madrugada. Ingresar al escenario, me había revuelto el azúcar, porque el trancón de carros era como de cuatro kilómetros y la fila no avanzaba. El taxista se desesperó y calculando que llegaríamos en la madrugada se parqueó a un lado de la avenida y no quiso andar. Tuve que caminar dos kilómetros adelantando los carros, con un par de abarcas tres puntá que me apretaban y me avejigaban los pies de cristal. Cuando llegué, ya Carlos Vives cantaba y la gente corría en busca de la entrada, bajando una inmensa loma de tierra de cascajo, para llegar a los ocho puntos de entrada, pero también había que hacer fila. Era un enredo de locura. Para incrementar mi rabia, la zona de periodistas estaba repleta. No cabía ni una razón de boca. Uno de los comunicadores, abusando de su condición privilegiada, había ingresado con su mujer y dos niños. Tuve que ver el concierto de pies y una vez culminó salí raudo al hotel. Una de las niñas que repartían los condones me hizo entrega de esa carga de ingenuidad y explosivos que he traído a casa. Sin mirarlos bien me los metí en el bolsillo y así vinieron a parar a la ciudad de Sabana. Si yo me dedicara a cuidarme de los indicios de infidelidad que se inventa diariamente mi mujer ya no estuviera vivo. No sería quien soy, como agua que se desliza en los dedos, como la brisa que coquetea en el cabello de una dama, como el canto de la pava congona en los Montes de María. Por esos condones, cuyo pecado no fue gastármelos en una prostituta, porque regresé completo, mi mujer montó todo un complejo de inteligencia. Se dedicó en esta última semana a averiguar con las personas que fueron a Valledupar si en verdad allá regalaban los condones en todas las esquinas.

Me la imagino haciendo elucubraciones perversas. De seguro le dieron cuatro y se gastó dos. ¿Quién va a una fiesta para que le den condones? Era lógico, que si los hubiese utilizado no hubiesen quedado vestigios de la infidelidad. ¿Quién carga su propia caja negra de un siniestro amoroso? De seguro que el fantasma que viaja detrás de ella cuando maneja el carro le ha ido metiendo esos pensamientos del celo. O a lo mejor el azúcar que ella carga en la sangre es más perverso que el mío.

En este domingo de mayo, en que me he levantado temprano a revisar lo que escribí anoche, no puedo dejar de pensar en Valledupar. Que ciudad más espléndida, tanto por el trazo de sus avenidas planas sembradas de mangos floridos, como por la calidez de su gente que se florea de buenas a primeras, como si ya nos conociéramos desde antes. Allí el festival es un proyecto de vida en el que todos los habitantes tienen participación. Si el azúcar me da una segunda oportunidad, de seguro me gustaría vivir en esa ciudad. Pero la ciudad es más amable todavía por el carácter especial de los "sanjacinteros", mis paisanos, que me han atrapado en atenciones y no me dejaron meter la mano en el bolsillo sino escondidas. Cuando me veían era con una botella de whisky que mandaba por no dejar, porque en presencia de ellos se enojaban por el gasto. Todavía recuerdo el silbido de la mirla que canta la hamaca grande en casa de Roberto Anillo. Desde que se levanta es con su chiflido hamaquero, que combina con la cucaracha no sabe caminar y otros sones que le han enseñado. Para Figueroa –sobrenombre con el que hemos bautizado a uno de los parranderos, por su parecido con el radiotécnico más tramposo del pueblo–, quien enseña a cantar a una mirla es una persona sin oficio. Tiene que silbarle la melodía desde que despunta el día. Y sobre todo debe echarle comida. Eso es silbido y comida, con paciencia, hasta que el animal memoriza la canción soñada. Sin duda, el canto de la mirla que entona la hamaca grande de mañana a tarde, es mejor que la cantaleta azucarada de una mujer celosa.

La idea es recapacitar, dice el horóscopo, que se presenta como una guía exacta e inteligente del trasegar por la vida: *La recapacitación* –leo en el periódico– *te brinda una energía que te muestra el camino a la precaución para no aprender mediante el dolor. Aprende la lección por las buenas, recapacita y adelántate a los problemas que están tejiendo para tu futuro inmediato y los disuelvas antes de que se hagan presentes en toda su magnitud. Recuerda que entre más amplia sea tu visión, más lejos eres capaz de ver, por lo que tu futuro se convierte en tu presente. Actuar con precaución cambia las posibilidades con respecto a tu futuro. Dos son los símbolos de esta carta: la carta que simboliza el guía, el apoyo para nunca perder nuestro norte y el ave que es capaz de predecir, porque su visión es más amplia. Esos son los poderes que te regala este Tarot con su energía de la recapacitación. ¿Puedes cambiar el futuro? Sí. Solo actúa diariamente y sabrás que es oportuno porque fluyes y te sientes en crecimiento permanentemente.*

De frutas, olores y sabores.

Ya es junio y las aguas no paran. El hormigueo del azúcar en mi sangre se ha ido domando como un potro salvaje que deja resabios. En La Mojona las inundaciones son una fiera que se lleva en sus fauces las casas, animales, enseres y humanos. La gente pasa con extremada facilidad del fandango al velorio y del velorio a la parranda. Estos pueblos viven en la tragedia, pero aun así no se dejan acorralar por la muerte. En algunos entierros los poblanos sacan los equipos de sonido a la puerta de las casas con la música que le gustaba al difunto. En el cortejo fúnebre no se sabe si se llora o si se canta. Mimetizan en la muchedumbre bandas de viento, conjuntos de acordeón y cajas de ron con las que echan un rocío de licor sobre el ataúd. En el ritual se mezcla lo religioso y lo pagano, lo que divide las opiniones de los habitantes. Todo parece ir en el gusto, porque los entierros bonitos son merecimientos para los vivos, que hacen la petición como si se tratara de una manda en la procesión de La Villa. Otros, en cambio, piden que no se haga fiesta con su cadáver al morir, so pena de salirles al paso desde el más allá y pegarles un susto.

Cuando uno carga el azúcar en el cuerpo, se irrita con facilidad. El estrés de este lunes brumoso, en que mi viejo ha sacado reales presupuestos de las lluvias, que este año no han parado, me ha hecho pensar en los entierros bonitos de Majagual. Y también en la creciente, que este año arrasó con todo. Y eso es fiesta para la gente. La creciente la miran ya como una aliada de los padecimientos de siempre y la chapalean con los pies de pescado que ya son y se zambullen en el agua parda, mientras pasa la tempestad. Mirar la creciente desde la barranca se convirtió desde siempre en una distracción de las tardes. Ver pasar esa serpiente gigante zumbona color café que trepida con la madera y la piedra que arrastra, se convirtió en un ritual de la nostalgia, donde nunca dejan de ser niños.

Todo fue anunciado con las cabañuelas. Este año, según dice mi viejo, no se mal parieron ni un solo día y el verano fue parejo hasta fines de febrero porque desde marzo, en que Tío Manuel Ramón nos narró el cuento de las culebras, empezó a llover. La tierra sigue estragada y los ríos ya empezaron a causar daños. Las grietas se tragan las lagartijas y la hojarasca. Mientras camino por Sincelejo, empuño una manzana mordida y mastico con disimulo. No me gusta comer en las esquinas, menos en la calle mientras camino. ¿Qué dirán quienes me conocen? ¡Qué cargo más hambre que alcalde nuevo! ¡Que perdí el estilo depurado!... No sé. Así que muerdo y escondo la manzana en una bolsa plástica, mientras pienso en la discriminación de los productos del trópico. Las manzanas y las uvas –sofisticadas y caras– son comida exclusiva para enfermos, cuando deben tener presencia diaria en la dieta sana de todos los días. Cuando se visita a alguien en la cárcel se le lleva un paquete de cigarrillos y si es en el hospital, una libra de uvas y una manzana. No se ha creado el hábito de comer frutas, porque se cree que solo son para enfermos. Las manzanas, que vienen empacadas de Chile, mimetizadas en cajas lujosas como si se tratara de canastas de huevos y con letras en inglés, son toda una sofisticación. Las más grandes se cotizan en mil pesos. Y las más pequeñas se consiguen de quinientos pesos para arriba. En esta clasificación entran también las uvas, que las venden por libras. De las rojas valen cuatro mil pesos la libra y de las verdes dos mil. Uvas y manzanas se disputan el privilegio de las salas de espera en los hospitales, como si se tratara de una tarjeta de invitación o el pasaporte para visitar un enfermo. Al popular guineo asiento de nuestros abuelos lo convierten en jugo de banano –que tiene el mismo sabor– para venderlo más caro. En cambio, el mango, que en este invierno está "achichado", en San Juan de Caimito, lo venden por bultos. Allí lo consideran alimento para cerdos. El costal vale dos mil pesos, mientras cuatro mangos en las esquinas de la informalidad de Sincelejo cuestan mil. En Santiago de Tolú he comprado un solo mango en mil pesos: de seguro me creyeron norteamericano. El problema es el transporte, que encarece los productos. Otro fruto discriminado en estos pueblos, donde lo extranjero vende con interés supremo, es el mamón, que lo ofrecen por gajos. Un racimo de este producto tan rico en vitamina C vale quinientos pesos, al ojo, al montón. Igual cosa sucede con los limones, que en algunos pueblos se pierden en los árboles y los venden regalados por sacados.

Este pasaje me hace recordar a Álvaro Andrés, nuestro hermano menor, a quien hacían llorar en el colegio porque le recordaban el cuento de mamá. "Seño ¿Tiene limón?", le preguntaba un comprador mañanero a mi madre, y ella respondía: "No... pero tengo un suerito". Y cuando decía suerito cantaba la palabra, haciendo una leve entonación en las vocales cerradas, especialmente en la letra I.

El aguacate, que en este año invernizo ha crecido como totumos y en el Carmen de Bolívar lo exhiben en canastas, escogido según el tamaño, lo venden por cargas. Cada carga trae doscientos aguacates. Esta fruta tropical, que baja de los cerros de María la Alta, también ha sido motivo de calumnia en el sentido de que la persona que se comió el primero tenía que padecer mucha hambre. ¿Cómo sabía que no era veneno? De seguro tuvo que arriesgarse, como el gringo que se trepó en un palo de totumos creyendo que era de mangos.

Nuestras enfermedades son por desconocimiento y por ignorancia. Tenemos una riqueza nutricia desperdiciada, porque nos gusta la comida que cuaje buenos excrementos. La soya y las legumbres pueden reemplazar perfectamente una carne a la llanera, pero nos gusta el olor a cebo que se derrite al carbón, el fragor de la fritanga, el humo tiznado de leña de chico, los vientos del ganado que muge en los corrales y la fragancia del trigo en la orilla de las panaderías. Así como en Ovejas, el olor del tabaco, quedó enredado para siempre en los sardineles de las casonas viejas y solariegas. En San Jacinto el olor del pan de Don Lino Taboada subyace en la brisa cepera, esparcido para siempre en los corredores añejos de la plaza de los gaiteros. Entretanto, mientras despreciamos nuestros productos tropicales que tenemos al alcance de la mano, como mangos paridos y bajitos, el azúcar y el colesterol nos siguen cosquilleando en la sangre. Los olores viejos siguen mandando en nuestro paladar y nos ensucian la sangre. Son días, como estos en que sigo atacado por la diabetes, en que me vuelvo poeta:

EN ESTA TARDE QUE LLUEVE

En esta tarde que llueve
No extraño tanto tu silencio
A través de la lluvia
Me llegan partículas de tus cenizas

Miro el celular con interés
Pero no respondes
Mi mensaje de texto.

Se alarga tu silencio
Se esparcen las cenizas.

Solo estos ramalazos de poesía pueden ayudarme en estos tiempos del azúcar que bulle en mi sangre y los escribo tratando de atemperar el relato que se me escapa y divaga en cosas inciertas e inasibles. Quienes nacimos en el monte conocemos de primera mano las más tiernas ingenuidades de la gente. Con la información manejaban conciencias dormidas en la punta de un regaño. Mi madre recetaba y atinaba. El almanaque Bristol y un vademécum, de esos que ya no salen, le bastaba para diagnosticar catarros milenarios. Recetaba y curaba. Ello evitaba una salida en hamaca, que era la ambulancia de los pobres. Tiraban de la vara por las que se encaramaban las gallinas en la troja, le colgaban una hamaca de punta a punta y le metían el hombro. Cuatro hombres cargando un enfermo en una hamaca parecían tener el secreto del perro, porque se perdían en las curvas de los caminos reales en segundos. Se alcanforaban. Solo quedaba la sensación del viaje que pasó y desapareció en la curva y el olor del tabaco mezclado con el bajo del sobaco enredado en la punta de los chancaos. Era muy difícil cogerle el paso a quienes marchaban con un enfermo grave.

Una gaseosa era una novedad nutritiva, extraña e inalcanzable para el vulgo. Tomarse una gaseosa, como le decían a la naranjada, era un honor que todo el mundo no se daba. Quien tenía para beberse una, le metía el dedo gordo en el pico y la hacía sonar, se remangaba la camisa, colocaba una mano en el poste de la esquina –con garbo plebeyo– y se arqueaba para degustar su líquido gaseoso, mientras al resto de gente se le hacía la boca agua. Después eructaba, contento. Cierta vez, mamá compró una naranjada y la dividió entre los cuatro hijos menores. Henry Javier, mi hermano que me sigue en la lista de los ocho, no quedó satisfecho. Fue entonces cuando lanzó aquella frase profética y amenazante:

—¡Cuando sea grande me compraré una para mi solito!

Un día llegó Carmen la de Aracely Herrera, preguntando por mi madre para llevarle un recado. Ana Herlinda, la hija menor del mencionado señor, llevaba varios días con fiebre alta y dolor de cabeza. Le habían dado unas pastillas para bajarle la fiebre.

—Seño, mamá le mandó a decir que su ahijada se tomó un Mejoral para la fiebre y que si se puede tomar una gaseosa.

Y mi madre, que era jocosa, con aquella forma burlesca que a veces esgrimía, le dijo:

—¡Nooo, ni lo permita Dios, porque se pasma!

Hoy es veintiséis de abril y están promocionando el festival vallenato. Llevo varios días buscando a Samuelón Fernández, un paisano habilidoso para el comercio, que se vino de El Sitio hace más de veinte años y tiene un restaurante nuevo, donde lo espero en esta mañana brumosa. El tipo al ver mi nuevo semblante se alarma. Estoy flaco, pálido y cabezón. En tres meses la diabetes me está matando en vida. Ese es el tema donde voy. Él se ha sentado ante una de las mesas del restaurante, que ya empieza el movimiento para el almuerzo.

—Tú no lo vas a creer, pero llevo doce años cargando con esa vaina —me dijo.

Su frase me trajo los recuerdos del profesor Barraza, quien se operó de un cáncer de próstata y ahora le hizo metástasis en los huesos: "A mí me puede matar todo, menos el cáncer, porque yo no le paro bolas", le dijo a Lolita, antes de viajar a los Estados Unidos.

—Los médicos a veces son los culpables de nuestras enfermedades —me dice Samuelón—. Ellos, si no abres los ojos, te pueden tomar como la gallina de los huevos de oro. Te exprimen toda la vida. Te vuelven adictos a algunas sustancias. Y en el caso de la diabetes, hasta ahora incurable, con mayor razón:

—Yo, apenas me salió el azúcar me fui para Medellín —me dijo.

Uno de los médicos que lo trató, al inicio, le ordenó hacerse la curva de tolerancia al azúcar, cuando su estado no daba para eso. Lo han podido dañar con esa aplicación. Si no es porque cuando iba con la orden para el laboratorio se encontró con un amigo que lo detuvo y le advirtió que su diabetes era tipo dos. Según Samuelón, hay médicos que sugestionan al paciente. Lo atornillan a su consultorio y no le permiten otras opciones. Hay que escuchar alternativas. Y eso es lo que hago por donde quiera que voy. Creo que tratándose de la diabetes, la cura no es la misma para todo el mundo. El cuerpo tiene diferentes reacciones. El desorden metabólico no es igual en todas las personas, de modo que las curas no son universales.

—Yo bebo cerveza y como de todo —dice Samuelón.

—¿Y cómo haces?

—Yo me bajo el azúcar yo mismo.

—¿Qué haces?

—Consumo jugo de naranja sin azúcar para matar el guayabo.

La conversación con este amigo, me ha dado luces. Uno no se puede tirar a morir con esta enfermedad. Debe comer, pero comer sano. Hay que aprender a comer. Coincide Samuelón en que gran parte de la enfermedad está en la psiquis. A mí, desde que me metí en el negocio de la televisión, que no dejo de pelear con el camarógrafo o con el editor o el productor, vivo estresado. Claro, eso me subió el azúcar al inicio del año.

Al seguir la conversación, Samuelón echó atrás en el tiempo. Eran tiempos –hace unos diez años– en que estábamos secuestrados por la guerrilla. No podíamos salir de la ciudad sino en avión. Las diferentes salidas por carretera eran una calamidad. La guerrilla montaba pescas milagrosas todos los días y se tomaba las carreteras. La fuerza pública estaba en los cuarteles, donde eran atacados por la subversión, que dinamitaba puentes, peajes y estaciones de policías. Las empresas de transporte se estaban quebrando porque ya no hacían despachos. Los fuegos cruzados se tomaban a la gente en los viajes. Cuando caían en un retén rogaban que no apareciera la fuerza pública, porque se formaba la balacera y quedaban como escudos humanos.

—La guerrilla es peor que la diabetes —dice Samuelòn.

Aquella vez tuvo que sacar el ganado de la finca, en la orilla de la carretera, acompañado de cuarenta soldados, que lo escoltaron hasta Barranquilla, donde tuvo que vender ganado lechero para el cuchillo. Toda una calamidad para un criador y productor de leche. Desde entonces, era objetivo de guerra de los subversivos. De modo que cuando cayó en el retén de La Coquera, cuando ya eran las seis de la tarde de un día que quisiera olvidar, pensó en que era hombre muerto. Conocía del caso del joven que se negó a darle vivas a las FARC y fue fusilado en presencia de todos. Mientras los guerrilleros, los revisaban uno a uno y los iban seleccionando para meterlos monte adentro, se le revolvieron las vísceras, atacándolo incontrolables ganas de defecar. No pudo aguantar los retortijones y se fue agachando en medio de los otros pasajeros que hacían filas bajo la amenaza de los fusiles subversivos. Se fue en diarrea a chorros, como si fuera un chivo.

—Vea mijo, cuando uno caga como el chivo tiene miedo —me dijo.

Sabía que era hombre muerto si lo identificaban. No solo se había negado a seguir pagando la vacuna a la subversión, sino que había sacado su ganado acompañado del Ejército. La amenaza en forma de advertencia había sido una carga de dinamita a las casas de la finca, que volaron como naipes. Un guerrillero enrome y prieto, se acercaba donde defecaba, cuando sucedió un milagro. Por encima del cerro se asomó una nube negra y sobre ella un relámpago iluminó la bóveda oscura del puente y en segundos se escuchó el estruendo. La guerrilla pensó que se trataba del Ejército y salieron disparados para el monte, llevándose a unos pocos secuestrados.

No alcanzó a limpiarse. Corrieron al bus, se subieron, y el chofer le dio duro, hasta llegar a esta ciudad donde ese año le descubrieron el azúcar.

—Prefiero el azúcar a la pesadilla de la guerrilla —me dijo.

En los brazos de mis hijas, me arrulla la vida.

Hoy es lunes y Marialys está feliz. En el colegio le han premiado su buen comportamiento. Le regalaron un dulce que ha compartido con su hermanita, Orietta, su amiga favorita. Mientras conduzco mi auto miro sus cachetitos rosados a través del retrovisor. Va radiante y bella, sentada sobre su lonchera, lanzando adioses a los porteros y vendedores que montan sus chazas en la puerta del colegio. Son los momentos más hermosos de la vida, poder compartir estos retazos inolvidables con mis hijas, que disfrutan del colegio en provechosas jornadas en las que cultivan amor al prójimo y muchos valores. El dulce de la vida me persigue. Ellas tienen más posibilidades de crecimiento en valores y en conocimiento que quienes nacimos en el monte. Su vocabulario es más depurado que antaño, cuando nosotros bajábamos la loma y levantábamos a patadas al becerro, que se había atollado en la laguna vieja. Ahora ellas descienden la colina y miran el carro que quedó atascado en el lago.

Ya mayo va bastante avanzado y la pólvora se me sigue mojando. Creo que esta de ahora es la segunda sesión frente al computador. No encuentro la manera de culminar esta historia. Lo cierto es que en los últimos días he ido matando el mito de la diabetes. Poco a poco he ido logrando el ritmo adecuado para sobrellevar esta enfermedad que camina silenciosa por el mundo, arrasando como un huracán los caudales de la sangre humana, matando la microcirculación y causando estragos en los órganos blancos.

Esta mañana en que la bruma de mayo se filtra por las ventanas con signos de agua lluvia inmancable –de seguro que seguirá el invierno– he viajado por los momentos en que he tratado de buscar soluciones a la problemática de mi vida. Cursillos de cristiandad, seminarios camino, sesiones con brujas de pueblos y hasta rezos y cantos hemos hecho para aclimatar el espíritu a estos tiempos de aflicción.

He visto gente que busca diferentes maneras de hallarse a sí misma. Han intentado muchas maneras de ser felices. Los veo orando en grupos grandes por la televisión, leyéndose las cartas, revisándose la señal de las manos, consultando el horóscopo o mirando en el fondo del pocillo del café a ver qué mensajes les traen los rastros del "guarrús". Quieren adelantarse al desenlace fatal de un mundo alocado que viaja a un precipicio infernal. Ahora comprendo la sentencia de mi viejo: el mundo se acabará en candela.

Después de ponerme en manos de este guías espirituales, más por curiosidad periodística que por fe, un amigo me habló de un doctor homeópata de excelsas cualidades espirituales, que le detectaba los males a la gente solo con tomarle las manos entre las suyas. Anteriormente lo había acompañado donde un rezandero en Puebloviejo, al que me halló con una vejez superior a mi edad. "Tienes una máscara puesta en el rostro", me dijo. El tipo tenía poder en las manos. En la sesión se las impuso a un joven robusto y de corte de pelo militar que estaba acompañado de su angustiada madre. Por el aspecto general debía ser un desmovilizado de las autodefensas, criminales acusados de espantosas masacres en la región. Una vez que el rezandero le impuso las manos cayó redondito en el suelo, como si le hubiera dado una pataleta y quedó tirado como un tronco en la mitad de la sala, cerca de un hueco de hormigas, en la tierra apesadumbrada. El homeópata le pasó agua bendita por las sienes y por los pies y lo dejó reposar, allí tirado en el piso de tierra pisada. No sé si será por la incredulidad que siempre me ha acompañado, pero no sentí ningún tipo de cambio cuando el hombre me puso las manos en la cabeza y con sus dedos me untó el agua, mientras seguía rezando. No estuve confiado en ningún momento, no me le entregué, entrecerré los ojos tal como me indicó, pero veía perfectamente sus movimientos y escuchaba sus rezos. Nada, estaba firme como un tronco de guayacán.

El homeópata, en medio de la reunión sacó tiempo para hablar de su vida material de perdición: había sido un hombre próspero, parrandero y mujeriego, que tenía una finca, ganado y cuatro Jeep Willis seis cilindros, en los que prestaba el servicio de transporte de pasajeros en la vereda de Loma del Tigre y anexas. Un día hizo malos negocios, la guerrilla lo secuestró, perdió sus carros, su finca y su ganado, pero encontró a Cristo y ahora era feliz llevando su palabra. Tenía el don de la sanación y de la profecía. Se le revelaban en la mente imágenes de una película en la que observaba accidentes, asesinatos, y otras calamidades antes que sucedieran. Su misión era prevenir sobre esas situaciones y así salvaba vidas. En los momentos en que las masacres tapizaban la región de rojo púrpura, vio mucha sangre. Algunas veces pudo avisar a tiempo, pero en otras no. Previno, sobre todo, accidentes fatales. "No viajes hoy, que he visto un accidente", le dijo a una de sus clientes que esta vez se había unido a su grupo de alabanzas.

Su rancho de palma, en el que se congregaban los fieles, se llenaba de personas que iban a pedir de todo: por la salud, por un amor y hasta para conseguir dinero. Esa vez acompañé a un matrimonio amigo para pedir que el recorte de personal de la empresa en que laboraban no los tocara a ellos. Por ser pareja, la amenaza era mayor. Al menos, uno de los dos se iba. Se aferraron a la oración y salvaron sus puestos, pero la empresa fue trasladada a otra ciudad.

En aquella ciudad caribe las cosas iban bien, hasta que un día ella empezó a sufrir de dolores de cabeza y fiebres altas que no bajaban de cuarenta grados. Se fue resecando como una culebrilla de verano. Les recomendaron un nuevo médico, quien la curó del desahucio de una manera muy singular, sacándole los espíritus malignos que le habían impuesto y operándolos con cuchillas invisibles que son curadas con cristal fantasma y otras aplicaciones mágicas. Con su recomendación me presenté hasta sus nuevas oficinas, en la ciudad amurallada.

Soy incrédulo a este tipo de curaciones. El médico, de aspecto chino, me miró con sus ojos de cuchillo. Mientras me acomodaba receloso en la silla de pacientes, observé en las paredes los cartones de medicina tradicional y sus especializaciones de homeopatía en el extranjero. Eso me tranquilizó un poco.

—¿Ya sabes cómo es la cosa? —me preguntó.

—Más o menos —le dije.

En verdad, mi amigo, a sabiendas de mi incredulidad para estos casos, me había dicho las cosas a medias. El médico me tomó las manos por unos segundos. Cerró sus ojos diminutos y se concentró al máximo unos segundos. Eso le pareció bastar para conocer al dedillo mi situación de angustia en esos días. Como si tuviera una cámara de televisión que fue pasando por el interior de mis órganos, me fue describiendo perfectamente mis dolencias. Era la primera vez que un médico me revisaba durante una hora completa sin que abriera la boca, sacara la lengua y despepitara mis ojos y me decía tantas verdades, que quedé paralizado. Mi vista no era buena. Veía menos por uno de los ojos. Tenía un pie más largo que el otro. Mi columna estaba arqueada hacia un lado, por el hábito de dormir siempre sobre las mismas costillas. Sin que yo abriera la boca me dijo que tenía una muela picada, como en efecto era. Por mi manera de caminar, mis zapatos se gastaban más en el lado izquierdo. Si no corregía mi manera incorrecta de caminar, forzando las palancas de los huesos a la altura de la cabeza del fémur, mi tendencia era quedar paralítico, a caminar encorvado. Cerrando los ojos, vio un clavo intramedular instalado en el tercio superior del fémur de mi pierna izquierda, aplicado después de un accidente de tránsito a mis veinte años. Me dijo absolutamente todas las virtudes y defectos de mi cuerpo. Yo estaba realmente asombrado.

Después de la revisión física empezó la revisión espiritual, de la que no tenía ni idea. En mi ser estaba instalado un ejército de espíritus del mal que me nublaban la razón; que me cubrían el rostro, con una máscara ardorosa. El médico se concentraba al máximo y los hallaba por montones. Primero los contó en tinieblas. Tenía setenta y cinco en total. Empezó por el primero, un espíritu de separación. Me lo habían colocado para que no sintiera placer con mi esposa. Los diez primeros fueron espíritus de divorcio inminente. El flujo en la vagina de mi mujer, el ardor para hacer el amor, el celo, la indiferencia, la inapetencia sexual y todos los males que estábamos atravesando, me los reveló. Tenía un espíritu de vejez suprema. Mis ojos se cerraban cada día más y sentía un ardor en la cara y en la vista, como si un rayo de sol enceguecedor me impidiera ver. Me veía en el reflejo de los vidrios de la puerta de la casa como un anciano. Espíritu de ruina y de mutilación habían sembrado en mi humanidad. La idea maligna de mis enemigos era que sufriera un accidente que iba a dejarme sin piernas y me arrastrara por el suelo como un reptil.

No pudo describirme uno a uno todos los espíritus malignos que estaban en mi cuerpo, porque el recontar uno a uno le causaba fatiga. Se le prendió un fuerte dolor de cabeza y sudaba a chorros. Y cuando eso sucedía, el peligro le quemaba el cuerpo y lo dejaba casi indefenso de quienes lo atacaban. Constantemente tenía que conformar barricadas espirituales a sus familiares cercanos, atacados por espíritus del mal que también querían contaminarlo. A veces su principal paciente era él mismo. Solo describió los primeros veinticinco espíritus, entre ellos uno terrible, que buscaba desprecio por parte de mi familia, el cual pretendía que todos me dieran la espalda y quedara vagando por las calles en estado de mendicidad.... y claro, al final, cuando se le prendió el dolor de cabeza, me dijo con cierto alivio: "¡No tienes espíritu de muerte! Tus enemigos buscan que te arrastres como un gusano por el suelo, como una rata. Nada más".

No quiso revelarme sus nombres. Solo me dijo que era una mujer la que orquestaba todo. Recordé que alguna vez, cuando era periodista de un diario regional, hallé mi silla atravesada por signos escritos con la punta de un cuchillo en forma de estrellas. ¡Qué raro este dibujo! ¿Quién hizo esa maldad? Era un dibujo artístico y diabólico. No había sido hecho por un niño, como sospechamos al inicio, pues los trazos eran firmes y con rabia. La empresa quebró, cerró sus puertas y se fue. Claro, de dieciséis empleados, fui el último en abandonar la barca. No sabía hasta qué punto la derrota obedecía a algo oscuro, pero ahora, en medio de esta cesión espiritual, la sospecha se incrementaba.

Ah, el más terrible era el espíritu de ruina. Este era para que la plata se fuera como agua, como en verdad ocurría. Así como llegaba, se iba. Sin embargo, yo seguía pensando en que había algo fantasioso en los descubrimientos. En estos días de inflación acelerada, la plata no le alcanzaba a nadie.

—No te alcanza la plata —me dijo.

Desesperado por tantas verdades reveladas a quema ropa, le pregunte.

—Aja... ¿y qué vamos a hacer?

—Hay que quitarte esos espíritus —me dijo.

—¿Qué hay que hacer?

—Tranquilo, que yo hago la operación.

—¿Cuánto cuesta la operación?

—Ciento cincuenta mil pesos

Arreglamos por cien mil. Más la consulta, que por ser la primera, era más costosa. Las posteriores serían de mantenimiento y más económicas. El médico me explicó que los espíritus se aferraban a la carne y que al sacarlos dejaban heridas que debían cicatrizarse, para lo que me recetó varios medicamentos.

Salí del consultorio hecho un hombre nuevo. Mis amigos empezaron a ver el cambio inmediatamente. Mi rostro se veía radiante y rosado. Los negocios que se habían caído volvieron a florecer. Varios amigos y familiares empezaron a consultarlo y a sentirse aliviados por sus diagnósticos y recetas mágicas, con lo cual se conformó una cadena. Pero también la fórmula tenía sus reveses, porque había ejércitos de ángeles malignos que lo atacaban. Contra los espíritus del mal había que estar alerta, porque en cualquier momento daban sus zarpazos. Con el tiempo la experiencia fue quedando atrás y llegué a percatarme de que el médico era un hombre común y corriente, vulnerable a los espíritus del mal, a los pecados de la fornicación y también los otros. La última vez que lo visité fue por teléfono, poco antes de que me decretaran el azúcar, pues tiene el don de revisar a los pacientes por las ondas del teléfono, se equivocó: No tuvo tino con la diabetes.

Vuelvo a mi Sincelejo sin puertas

La gente en esta ciudad de calles rápidas y callejones sin salida, parece tenerle asco a la vida. Los estudiantes salen en chagua de los colegios y marchan sin desparpajo por el centro de la calzada. Son los carros los que tienen que apartarse porque la muchachada se lanza a las calles sin importarle que un chofer arrutanado los embista por detrás. Le dejan al vehículo un margen estrecho para pasar en el vértigo de motos alocadas y carros estacionados imprudentemente en la calle de dos vías. El dolor ajeno es lo de menos. He visto cómo una motocicleta manejada por un irresponsable que llevaba tres niños de parrilleros, arrolló a un menor a las doce del mediodía cuando trató de cruzar la calle. La moto le torció el pie, como el pescuezo a un ganso salvaje. El niño trató de levantarse y al palpar la tierra caliente con su pie destrozado pegó un grito de terror y quiso elevarse al cielo para no padecer el dolor del destrozo. Por un instante levitó en el dolor y la esperanza de alas de ángel invisibles y allí se fue de bruces contra el duro pavimento. En medio del dolor de aquel niño, que sentí como mío, de la aparente inmovilidad de la ciudad salieron brazos solidarios que en un instante lo tomaron y lo montaron en otra motocicleta, mientras el conductor de la infracción no hallaba qué hacer, paralizado en su infortunio.

Al mediodía ya había visto seis accidentes fatales. La ciudad parece contagiada por la cultura de las corralejas. La gente viaja a mil en mototaxis ruidosas que van dejando la estela de humo, de heridos, muertos, huérfanos y viudas. Profesionales varados y desplazados que a duras penas saben encender la moto, ruedan por la ciudad con esa carga de incertidumbre en la que no se sabe quién es el toro y cuál es el torero. La calidad humana ha recibido daños irreversibles e irreparables.

La carretera está llena de estrellas negras en la señalización publicitaria y de cruces sentimentales del pasado. Viajo a Chinú, después del accidente en el que el niño quiso volar para no seguir caminando por estas calles del demonio y el enredo. Todavía llevo en mi alma su dolor. A esta hora deben estar atendiéndolo en el Hospital, si es que tuvo suerte. Vi su piececito partido en dos como si fuera una caña dulce. Había llegado a la Estación Provincial e inmediatamente me acomodé en el puesto delantero del viejo campero, que es más cómodo allí. Los pasajeros que no tienen más remedio que ir en los puestos posteriores, sufren de tortícolis porque deben doblar la nuca para mirar hacia adelante o para atrás en un viaje cara a cara con el vecino de enfrente. El haber peleado el puesto delantero me salvó de la tragedia. Pensaba en el niño cuando sentimos el impacto y el carro salió disparado hacia adelante con un leve viraje hacia la izquierda. Pensé que se trataba de una bomba que había estallado. La mujer que iba a mi lado palideció y alcanzó a pegar un grito angustioso que no se sabía si era de llanto, de ira o de dolor. Traté de salir pero estaba atrapado entre el chofer y la mujer gorda que iba recostada sobre la puerta. Ella estaba paralizada. Traté de ayudarla a salir desatrancando la puerta que se había atascado. El chofer maldijo su suerte y saltó a la carretera en forma suicida porque el tráfico era intenso y el carro quedó paralizado en toda la mitad, invadiendo el carril contrario. Pensé que se trataba de una emboscada y que era peligrosa esa curva en la que habíamos caído. Cuando al fin salí, ya el resto de pasajeros estaba afuera. Allí me percaté de lo sucedido: un tremendo camión sin freno golpeó el campero por detrás y lo envió casi por las nubes. El campero frenó porque había un trancón de varios vehículos en la curva y el camión que venía detrás marchaba tan fuerte que no pudo evitar la colisión. El chofer del camión trataba de explicar que cuando metió los frenos se fueron en blanco, pero ya era tarde para bombearlo. Trató de esquivar al campero pero la valla protectora de la carretera se lo impidió. Y era cierto. El campero recibió el impacto en la parte derecha, contra la puertecita de abordo. El campesino macilento que había tomado el último puesto y había cerrado la puerta, se había salvado porque traía los ojos puestos en el camión que se venía tragando la carretera y había hecho dos intentos de sobrepasarnos en curva, pero a la derecha siempre venían carros que impedían el sobrepaso.

El trancón en la carretera fue inmenso. En momentos como ese la gente lo que quiere es pasar. La gente nunca tiene tiempo suficiente. Por lo regular todos van caídos de tiempo. Pocos se detuvieron a preguntar qué había pasado y cuantos heridos había que atender. El campesino de macilenta figura no dejaba de explicar que cuando vio que el camión venía sobre el campero lo que hizo fue alejarse lo más que pudo de la puerta, exactamente donde dio la defensa y se hundió el hierro. El otro hombre afectado no dejaba de doblarse del dolor al recibir el impacto en la cintura. De venir otro carro en ese momento por el carril izquierdo, hubiésemos quedado atrapados entre los dos y entonces sí, no estuviéramos echando el cuento. El campero, después del impacto, alcanzó a recorrer sin control unos veinte metros y quedó paralizado bloqueando la carretera. Los choferes de mulas parecían los más encolerizados y antes que llegara la Policía para hacer el croquis fueron tomando un atajo, esquivando al campero y así cruzaban imprudentemente, pegados al barranco de la colina.

—El que pega por detrás paga —dijo uno de los mirones.

Un taxi que venía más atrás nos recogió. En el trayecto a Chinú, los pasajeros no dejaron de comentar la mala suerte del chofer del campero. El chofer acababa de sacar el carro del taller, pues hacía un mes se había llevado una vaca en la carretera y se volcó. Tenía saladera, dijo alguien. "Él tiene saladera, pero yo azuzar", pensé.

Los accidentes, la polución, el calor y el polvo que permanece en la atmósfera, iban de la región. La gente vive sobre el peligro. Caminan sobre el filo de una navaja que en cualquier momento puede cortarlos. Los medios de comunicación se alimentan diariamente de noticias raras y creíbles, porque ya la gente perdió la capacidad de asombro.

—El fin de semana fui a mi primera parranda con azúcar. Fue en San Jacinto, para el cumpleaños de un músico del conjunto de Andrés Landero, sus integrantes, después de la muerte del juglar, siguen en la suerte de la música y conservan su formato gaitero cumbiambero. El problema fue encontrar algo con que pasar la resequedad de la garganta.

—El Medallón es bueno para la diabetes —dijo Carmelo Torres, quien la padece desde hace quince años y a quien Adolfo Pacheco le hizo una canción, motivo de análisis en este ensayo literario. La diabetes es lo peor que le puede pasar a un músico parrandero. Debe vivir entre el licor y la alegría, aunque por dentro sean un tropel de vísceras revueltas que gruñen de hambre.

En la parranda, el tema de la muerte es abundante. Le cantan y se burlan de ella como al *rico cují*. Todos le han cantado, desde Enrique Díaz con su *Caja negra* hasta Miguel Manrique, quien ya hizo su testamento: "Quiero que mi guitarra me la pongan por cruz". Y no contento con eso, como para espantarla, hizo otra canción en donde "no quiero rosas rojas cuando me muera". Y para que tantas faltedades con el difunto si el muerto no es más que muerto. En medio de la parranda, el pueblo parece viajar en desesperanza y el canto es un buen remedio para la diabetes.

Otro viernes azucarado

Hoy es viernes y he vuelto a La Internet de la esquina. Ya no veo cocuyos en el ambiente ni las letras borrosas. Tengo gafas de baja gama, pero nuevas. En esta ciudad el comercio es el que manda. La gente pregona los productos por las calles y se consigue de todo. Desde un sicario de trescientos mil pesos, hasta una vacuna para la envidia. En esta semana por concluir no moví una sola letra de esta historia azucarada. Ya les dije, no poseo ese cierto rigor de que hablan los críticos y de pronto ni el talento para atornillar esta historia, que salta, da brincos como el chivo, como la misma diabetes que me cosquillea en el cuerpo. He pasado de oficina en oficina en medio de esa tramitología burocrática propia de un Estado paquidermo y pasado de kilos que no puede mover su propia carga y que no le da seguridad al asociado. Todo es papel y más papel. La gente se la pasa como yo, tramitando papeles, haciendo cola y buscando documentos. Con razón, cuando una vaca moría allá en el pueblo, mi viejo decía que había entregado los papeles. En una de las colas de esta semana, para apartar una cita médica, me fastidié de ver como la dama que tenía el turno se movía con tanta lentitud, en cámara lenta; tánta, que estuve a punto de gritarle, pero me contuve. Sustrajo la plata de su cartera con tanta parsimonia que pensé que jamás iba a terminar el proceso. Los pendejos hacemos y respetamos la cola. En cambio hay gente especialista en romper las reglas, no obstante que aquí en esta entidad se inventaron un sistema de numeración que uno saca según orden de llegada y se va sentando, con aire acondicionado y todo, pero hay personas que llegan despistadas e interrumpen a las funcionarias que manejan las cajas registradoras. Un tablero electrónico va señalando los turnos y hay gente que se las tira de loca para llegar hasta las cajillas y eludir la regla. En los bancos es lo mismo. Uno ve gente que se cree importante, dirigentes cívicos, comerciantes y políticos de últimos en la cola, varios turnos atrás. Y en un despabilar; quienes nos quedamos quietos ya éramos los últimos, mientras ellos hicieron sus transacciones y salieron. Son los mismos que hablan por celular mientras conducen su auto, se comen la cebra en los semáforos y pitan innecesariamente cuando la luz pasa de rojo a verde. Es el sistema de sálvese quien pueda, en una ciudad donde el vivo vive del bobo y el bobo vive de mama. Pero yo no vivo de mama, porque no tengo mama. Simplemente acato las reglas aunque vaya en desventaja. Las mismas autoridades se encargan de poner el mal ejemplo. Y esa vaina, esa democracia imperfecta, me revuelve la diabetes.

El miércoles, en ese ajetreo del azúcar, por fin pude descubrir que la tal Olga, la que trabaja en la Cooperativa de Salud, sí era Olga, pero me había respondido como si no lo fuera para ocultar sus faltas cuando la amenacé con echarles al cazanoticias. Ya se habían curado en salud. Estaban prevenidos para cuando yo volviera a aparecer en reclamo de mis gafas. Ella buscó nuevamente en el computador tramposo y halló una nueva fecha: "Se le entregaron unas gafas con lentes bifocales el 27 de enero de 2005, así que se le puede ofrecer un nuevo servicio el 27 de enero del 2010", me dijo. El 27 de enero de 2005 fue miércoles y el primero de enero de ese mismo año –como rezaba en la primera indagación– fue sábado festivo. Arreglaron el asunto y me quedé viendo un chispero. Los cocuyos que me empezaron a acompañar desde el día de los análisis en Cartagena, hicieron agosto en mis ojos llorosos.

No hubo nada qué hacer. La gente que hacía turno, la mayoría quejosos por el mal servicio, esperaban. Me abrí de ese paraguas, en consideración de quienes hacían la cola y salí a la calle con la vista borrosa.

No todo es malo en esta ciudad. Se puede caminar tranquilo en medio de tanta chuchería y pregones. Se consiguen objetos y cosas de acuerdo con la clase, el estatus y los sonantes en el bolsillo. Me acordé del Pasaje de la Paz, donde hay gente que hace de todo: fabrican llaves, desvaran carros, venden discos viejos y hacen gafas a la medida de tus ojos.

Si en la calle los pregones de los vendedores se confunden con la voz de los reboleadores del transporte que se disputan los pasajeros, en este pasaje público que se cae a pedazos y cuyos propietarios han cerrado los locales o los han entregado a sus hipotecarios porque se los comían los intereses moratorios, los vendedores son mudos. En otras partes llaman al hombre que llega con cara de comprador y lo acosan. Era sábado antes de las tres de la tarde y el calor hacía derretir los techos de las casas. Nadie me daba razones del puesto de gafas, hasta que un viejo se percató y me llevó hasta el lugar.

—Atiéndemelo bien, que es un cliente viejo —dijo y se fue a cazar nuevos transeúntes con cara de compradores.

Las gafas se exhiben en una vitrina vieja de vidrio. Las hay para todos los gustos, medidas y necesidades. Primero escojo el número, veo y leo bien las letras de ocho puntos. Después escogemos una montura un poco más seria que las del muestreo, demasiado juveniles o de abuelitas. Algo intermedio entre las ofertas primeras. Arreglamos por quince mil pesos. Una solución práctica mientras llegaba la oportunidad de algo mejor. Alguna vez tuve gafas de trescientos cincuenta mil pesos. Y en una parranda, los amigos se las turnaban para pantallear. Al final se perdieron y nadie vio ni supo nada.

Ahora estoy en la Internet para ponerme a paz y salvo con la correspondencia acumulada en estos días con azúcar. La palabra diabetes en los buscadores está de moda. Hay de dos clases, tipo A y tipo B. Los suramericanos somos más propensos a contraer esta enfermedad incurable, que no mata de hoy para mañana, que no pica pero mortifica. En los Estados Unidos hay dos millones de suramericanos con la enfermedad y cada uno de tres pacientes a quienes les descubren el azúcar alta, no sabían, que la tenía. La lucha apenas se inicia.

Lo más importante de esta búsqueda es que por primera vez he descubierto que la irritabilidad de los últimos meses no era solo por la cantaleta de mi mujer. Esa es una de las consecuencias de una sangre dulce. Ahora comprendo por qué me desespero tanto en las colas y quiero comerme al mundo en miles de proyectos que me han llevado a un ritmo de vida casi imposible.

Diabetes y muchachas nuevas.

La última china que llegó a casa a prestar sus servicios de criada solo duró un día. La trajo el gran Jairo Montes por la noche del martes, en medio de la lluvia de junio, que en La Mojana estaba causando estragos a granel; subió los niveles de ríos y ciénagas, tumbó casas y generó éxodos masivos. Avivó la pobreza. Cuando llegué por la noche, el barrio se estaba dando cuenta de la nueva adquisición, porque fue llevada por Jairo y tres muchachos macilentos, de aspecto Zenú, que parecían reverenciarla, como si protegieran el tesoro que llevaban y que entregaban con una bolsa de manigueta y sus pocas cosas. Los saludé y me abrí paso en medio del grupo que estaba en la puerta, ante la expectativa de las cuatro cámaras de televisión que estaban atentas a la transacción. Mis vecinas son eso, cámaras atentas, que no disimulan nada de lo que ven en el vecindario. Se enteran más de lo que sucede en los alrededores, que en sus propias vidas. Miran de frente y panean la escena como si estuvieran montadas en una grúa hidráulica que se pasea por los andamios de las casas o colgadas en ramas de árboles que se mecen con la brisa.

La muchacha jamás había trabajado por fuera de su Tuchín natal, donde los hombres y mujeres tejen los sombreros más finos del mundo. Tenía quince años recién cumplidos, una estatura muy bajita y era redondita como el ocho de la buchacara, con inmensos cachetes color tierra y una boquita pequeña y empuñada. Sus caderas estaban bastante ensanchadas para su edad y sus nalgas denotaban cierto poderío. No extrañó la casa. Desde esa noche la vi hacendosa, hablando con las niñas y rápida para entender los oficios, pese a que jamás había trabajado como tal. El cuarto del servicio, en la mitad de la casa, entre el cuarto matrimonial y de las niñas, no tenía puertas, así que buscando los zapatos ingresé sin percatarme de que se había acostado muy temprano. Serían como las nueve de la noche cuando roncaba, completamente desnuda, bocarriba. Encendí la luz y ni siquiera parpadeó. Sus senos vírgenes, redondos como manzanas, denotaban fortaleza. Su pubis apenas mostraba unos vellitos tiernos, encañonando, y sus piernas parecían melocotones. Tomé una manta, la cubrí, apagué el foco y me fui a dormir, pero casi no pude conciliar el sueño.

Al día siguiente mi mujer la levantó con escándalo. No era justo que a las seis de la mañana siguiera durmiendo, cuando ella se había tirado de la cama a las cuatro.

—Si te vas a quedar aquí tienes que tirarte de la cama conmigo —le gritó.

La noche anterior, mi mujer la había sometido a un verdadero interrogatorio sobre su vida, de lo cual yo estaba ignorante.

Después del chaparrón de mi mujer sobre la novel acompañante por espacio de cuarenta y cinco minutos, quedamos solos, pues ella prendió su automovil y se fue para el trabajo. La muchacha, como si me conociera de siempre me sirvió el desayuno en silencio y con diligencia. Vi uno a uno sus pasos sobre las baldosas recién trapeadas y su cintura ancha menearse con garbo en el ir y venir por el pasillo. Sus tetas seguían firmes y redondas, provocativas. Se movía por la casa como si viviera con nosotros desde la otra vida. A las ocho de la mañana, antes de irme de viaje, la vi desayunar muy tranquila.

—¿Tienes novio? —le pregunté.

—No señor —me dijo.

—¿Has tenido novio?

—No señor.

—Bueno, yo me voy. Me haces el favor de contestar el teléfono y apuntas el nombre de quien me llame. Ah, no le abras la puerta a extraños.

Todo el día la pasé en una excursión en La Sabana. Allá almorzamos. A la cuatro de la tarde, a mi regreso, la vi muy entusiasmada, haciendo mandados, cocinando y jugando con las niñas, como otro bebé. En el día lavó ropa y ayudó en el aseo. Todo parecía perfecto. Por la noche la vi como asno con hormiguillo. Salía y entraba de la casa. Fue varias veces a la tienda y vino. En una de esas salidas, después de solicitarle permiso a mi mujer, se tardó más de media hora. A su regreso se prendió la alarma. ¡Había regresado para irse!

—¡Tú no te puedes ir hoy, tendrás que esperar hasta el sábado! —le gritó mi mujer, bastante contrariada.

Mientras observaba un partido de fútbol de la Copa Libertadores en el televisor de mi cuarto, escuchaba la bulla. Mi mujer había emprendido una diatriba contra la muchacha. ¿Qué habría pasado?, pensaba yo. Todo parecía tan normal. La muchacha parecía amañada y diligente. Por momentos ya no escuché a mi mujer, que cesó su cantaleta, señalando que volvería a contratar a La Señora Negra, una vieja fea que tenía tres años de venir dos días a la semana a lavar la ropa y plancharla. Decía que no confiaba en muchachas que se presentaban a buscar trabajo en la puerta de la casa. Nunca se sabía que mañas traían ni que pato había puesto ese huevo. Las últimas cuatro muchachas no habían demorado tres meses. Reversa, también china como esta que amenazaba con irse, tenía una historia macabra de violaciones y secuestros. No quería irse, pero hubo la necesidad de despedirla por ser amiga de lo ajeno.

—Me resignaré a la Señora Negra —dijo mi mujer.

Y yo, que la conozco desde hace quince años de cantaletas, la escuchaba en silencio. Eso de tener una vieja fea y golosa en casa no era más que un castigo para mí. Sus celos no le permitían congeniar con una muchacha bonita en casa. ¡Era un peligro!

En un instante escuché a mi hija mayor.

—Mami —se fue.

Allí mismo volvió de nuevo la cantaleta.

—Dios mío y se fue sin que la revisáramos —dijo mi mujer.

La muchacha cogió su bolsa de manigueta con sus dos pantaloncitos y se marchó, tras pegar un portazo en la puerta, que hizo un estropicio y ahogó el canto de gol en el televisor. La calle se volvió a tejer de gente, como cuando cometen un asesinato. Las cámaras de televisión volvieron a panear y el barrio se llenó de chismes.

—¿Y la revisaron? —dijo una vecina.

—No —dijo mi mujer.

Caramba, pienso yo, la muchacha estaba enamorada. Y tenía su machucante. Uno de los muchachos que la vinieron a traer no era su primo, como había dicho. Era su marido. Una de las vecinas había alertado a mi mujer de que tuviera cuidado con la muchacha recién llegada. La había visto besarse con el joven por la tare, frente al jardín. A la hora de la siesta, cuando la ciudad era presa del bochorno del sol alto, aprovecharon la soledad del pre jardín, con besos mordelones y sangrantes. Claro, el interrogatorio de mi mujer la había puesto contra la pared. A mí me dijo que nunca había tenido novio ni que tenía. Supuse que era virgen. "Sí, yo tuve el que me pagó la dote", le había dicho a ella. Le habían pagado un millón de pesos por la desfloración. Es una vieja costumbre de estas comunidades zenúes. Los padres, cuando la niña empieza a despuntar en la adolescencia, la cambian por chivos, por cerdos o por dinero al mejor postor. Y ellas se entregan sin amor; de pronto hasta sin alcanzar un orgasmo. Ante su conciencia, todavía esta muchacha era virgen. De pronto a mí me dijo su verdad real. A mi mujer le dijo su verdad cruda. ¿Cuál de las dos era la verdad verdadera? Por las calles de estos pueblos se pasean miles de mujeres desperdiciadas en el amor, porque el machismo no les ha permitido desarrollar todo su potencial amoroso. Muchas desconocen lo que es llegar; llegar al clímax, lograr un orgasmo. Muchas se desperdician en ese laberinto de borracheras, ventas inconsultas y raptos comunes que son motivo de canciones y nada más.

Mi mujer acostumbra eso. Cuando llega una muchacha, lo primero que le pregunta es si ha tenido relaciones sexuales. Enseguida le dice que cuidado le va a aceptar vainas a su marido, porque la capa. Y como es profesora, las domina con su psicología de maestra.

Después de su partida abrupta, mi mujer sacó por conclusión que la muchacha estaba viviendo un ardoroso romance con uno de los muchachos que la trajeron. Ella le había dicho que las salidas eran los domingos cada 15 días y que no le gustaba que anduviere saliendo de la casa a perderse con nadie. Claro, esa noche, ante la imposibilidad de verse con el joven, estaba impaciente y caminaba de un lado a otro, hasta que pidió un permiso para ir donde una supuesta tía en un barrio cercano. Una hora después, seguro que después de verse con el muchacho bajo la sombra de un almendro, pertrechada en la oscuridad de un poste de la luz y comentarle que las cosas para amarse libre y espontáneamente de ahora en adelante no iban a ser fáciles, pues la señora no aceptaba visita a ninguna hora del día, decidió fugarse.

Y yo, ahora que cierro los ojos y la recuerdo tendida en la cama completamente desnuda, no puedo dormir, pensando en que me salvé de esa tentación. Entonces me he levantado para refugiarme en este computador que trabaja con manteca de puerco, para sacarme ese hechizo, mientras redondeo este tema de la diabetes, que muy seguramente trataré de curar, mientras escucho “La Diabetes de Carmelo” del Maestro Adolfo Rafael Pacheco Anillo.

BIBLIOGRAFIA.

GIL OLIVERA, NUMAS ARMANDO, MOCHUELOS CANTORES, ADOLFO PACHECO Y EL COMPADRE RAMON.

HAMBURGER FERNANDEZ ALFONSO RAMON, EN COFRE DE PLATA.

EL UNIVERSAL CARTAGENA, Junio 9 1014, El 35 por ciento de los diabéticos no saben que tienen la enfermedad.

VIANA GALO, entrevista.

VILLA HERNAN, entrevista.

MANRIQUE MIGUEL; entrevista.

PACHECO ADOLFO; entrevista.

FERNANDEZ MANUEL RAMON, entrevista.

ARRIETA GUSTAVO, entrevista.

Viaje al Sur, investigación de campo.

LA DIABETES DE CARMELO, discoteca Adolfo Pacheco.

ÍNDICE

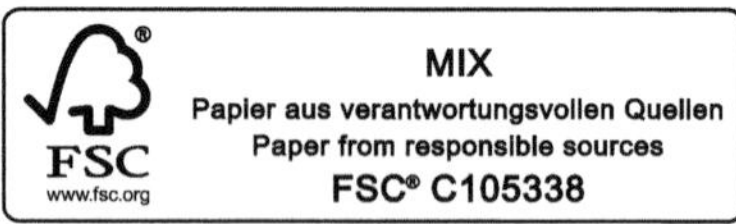

Printed by Books on Demand GmbH, Norderstedt / Germany